온 가족이 함께 알아야 할
고령자 응급대처법

온 가족이 함께 알아야 할
고령자 응급대처법

1판 1쇄 발행 2026년 1월 30일
1판 2쇄 발행 2026년 2월 23일

지은이 김준성

발행인 양원석 편집장 최두은 책임편집 김난아
디자인 신자용, 김미선 영업마케팅 윤송, 김지현, 최현윤, 유민경, 김수윤
본문 일러스트 아트메디컬(김나리)

펴낸 곳 ㈜알에이치코리아
주소 서울시 금천구 가산디지털2로 53, 20층(가산동, 한라시그마밸리)
편집문의 02-6443-8857 도서문의 02-6443-8800
홈페이지 http://rhk.co.kr
등록 2004년 1월 15일 제2-3726호

ISBN 978-89-255-6997-0 (03510)

온 가족이 함께 알아야 할

고령자 응급 대처법

김준성 지음

뇌졸중, 심혈관 질환부터 낙상, 감염까지

RHK
알에이치코리아

들어가며

건강하고 안전한 노년 생활을 위하여

인간이 오래 살고자 하는 욕망은 끝이 없습니다. 요즘은 평균 수명이 남녀 할 거 없이 거의 90세에 다다릅니다. 공중위생 보건 개념의 확립과 눈부신 의학 발전에 힘입어 웬만한 병은 진단과 치료가 가능한 단계에 이르렀고, 기초과학 분야와 AI기술이 발달하면서 더욱더 가속화되고 있습니다.

과거에는 오래 사는 게 인류의 지상 최대 과제였다면 이제는 한발 더 나아가 최대한 젊고 건강하게 오래 사는 쪽으로 시선이 옮겨졌습니다. 아무리 오래 살더라도 마지막 5년을 침대에서 꼼짝 못 하고 누워 있는다면 무슨 의미가 있겠나요. 이런 열망을 반영한 유행이 바로 항노화, 저속노화, 역노화라는 개념으로 퍼져 나가고 있습니다. 즉, 실제 나이보다 신체 나이를 적게 유지한다는 의미인데 이것이 실로 어마어마한 삶의 질 차이를 유발하게 됩니다. 하지만 노화를 늦출 수는 있어도 완전히 막을 수는 없으며, 응급상황은 언제 어디서든 누구에게나 불쑥 찾아올 수 있습니다.

그러나 미리 대비한다면 응급상황에서도 유연하게 대처할 수 있습니다. 대형 병원 응급실에서는 위급한 상황에 대한 대비와 대처가 아쉬운 경우를 많이 목격합니다. 그때마다 환자와 보호자에게 전하고 싶은 이야기가 차곡차곡 쌓여 갔습니다. 한 분 한 분 붙잡고 차분하게 설명해 드리고 싶어도 근무 환경 특성상 그럴 수 있는 시간이 절대적으로 부족했습니다.

『온 가족이 함께 알아야 할 고령자 응급대처법』은 갑작스러운 응급상황을 대비하는 지침이자 고령의 부모님, 조부모님, 이웃을 돌보고 있는 모든 분들에게 실용적인 가이드가 될 것입니다. 이 책이 고령자와 그 가족들의 건강하고 안전한 생활에 도움이 되기를 진심으로 바랍니다. 그리고 우리 모두가 나이 들어 가는 것을 두려워하지 않고 서로 돌보며 살아갈 수 있는 사회를 만드는 데 작은 보탬이 되기를 희망합니다. 100세까지 건강한 어르신들의 인생을 항상 응원합니다.

서울아산병원
응급의학과 전문의
김준성 드림

미리보기

이 책이 왜 필요할까요?

한국은 이미 고령사회를 넘어 초고령사회에 진입했습니다. 우리 주변에는 65세 이상 고령자가 점점 늘어나고 있고 이들의 응급상황도 덩달아 증가하고 있습니다. 대한응급의학회에서 발표한 통계자료에 따르면 전체 응급센터 방문자 중 65세 이상 고령자가 15%에 이르렀으며, 해마다 그 비율이 빠르게 늘어나는 추세입니다. 응급실에 온 고령자의 36.5%가 입원을 하게 되고, 중환자실 입원 비율도 12.5%에 다다릅니다. 하지만 많은 사람들이 고령자의 응급상황이 젊은 사람과 어떻게 다른지, 어떻게 대처해야 하는지 잘 모르고 있습니다.

고령자의 응급상황은 특별합니다. 같은 병이라도 증상이 다르게 나타나고, 더 빨리 악화될 수 있으며, 회복도 더디기 때문입니다. 무엇보다 "나이 들면 으레 그런 것"이라는 말로 넘겨 버리기 쉬운 증상들이 실제로는 심각한 응급상황의 신호일 수 있습니다.

이 책은 의료진이 아닌 일반인들이 고령자의 응급상황을 조기에 발견하고 적절히 대처할 수 있도록 돕기 위해 쓰였습니다. 골든타임을 놓치면 안 되는 뇌졸중, 심장마비 의심 증상부터 낙상, 감염, 체온 조절과 소화기계 이상, 호흡곤란, 어지럼증에 관한 응급상황 인지와 병원 방문 가이드 순으로 소개했습니다. 또한 재가 의료기기 사용 고령자가 처할 수 있는 응급상황에 대해서도 다루었습니다. 복잡한 의학 이론보다는 실생활에서 바로 적용할 수 있는 실용적인 정보에 중점을 두었습니다. 그렇게 책을 써 내려가다 보니 기획 의도에서 더 나아가 응급상황에 대한 대비뿐 아니라 건강 관리 전반에 대해 포함하게 되었습니다. 모든 응급상황에 대한 대비가 결국 예방에서 시작되기 때문입니다.

누구를 위한 책인가요?

- 고령의 부모님을 모시고 있는 성인 자녀들
- 조부모님과 함께 살고 있는 가족들
- 고령자를 돌보는 요양보호사나 간병인들
- 고령자와 가까이 지내는 이웃들
- 응급상황에 대비하고 싶은 모든 분들

이렇게 활용해 보세요

1. 목차를 살피며 평소 궁금했던 상황을 다룬 챕터를 우선적으로 찾아 읽고, 그 내용을 중심으로 점차 지식을 확장해 나가시기를 권합니다.

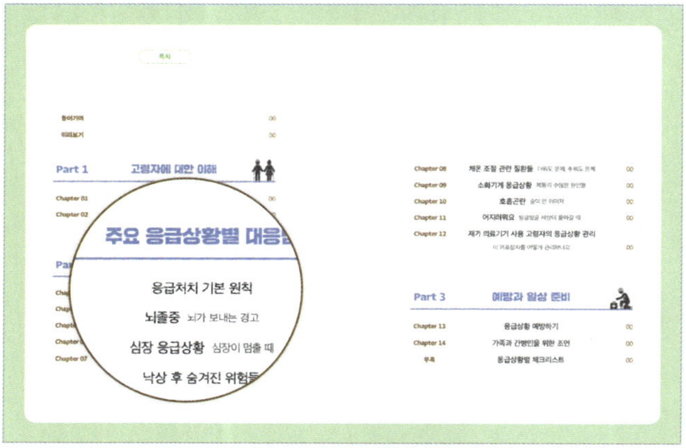

2. 주요 응급상황별 대응법을 다룬 Part 2는 오른쪽 상단에 증상별로 태그를 붙여 두어 원하는 정보를 빠르게 찾아볼 수 있습니다.

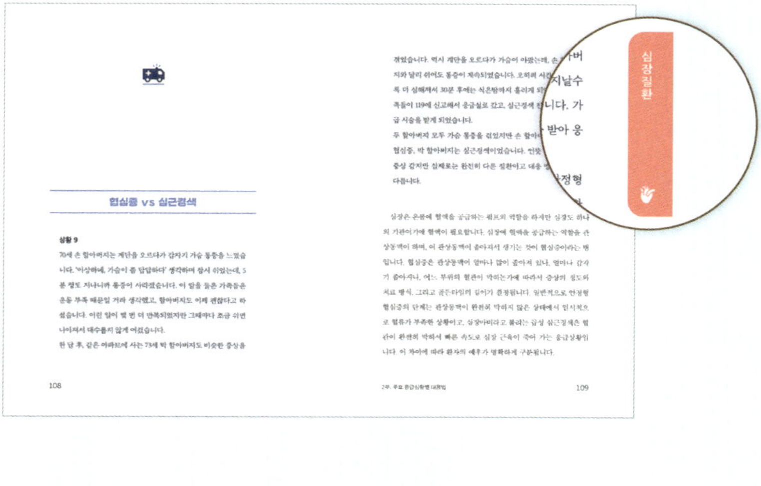

3. 한 챕터를 마무리할 때마다 핵심 내용을 [3줄 요약]과 [체크 포인트]로 정리해 두었습니다. 독자가 직접 자신의 상황을 적어 볼 수 있는 페이지도 마련해 두었으니 잘 활용해 보세요.

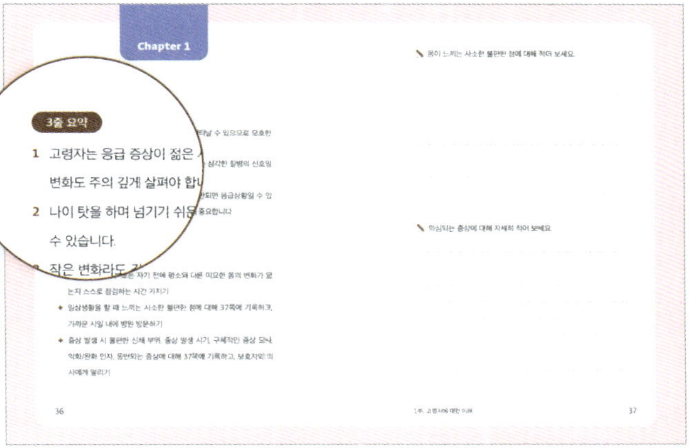

4. 부록으로 수록해 둔 [응급상황 체크 리스트]를 활용하면 실제 상황에서도 빠르고 적절하게 대응할 수 있습니다.

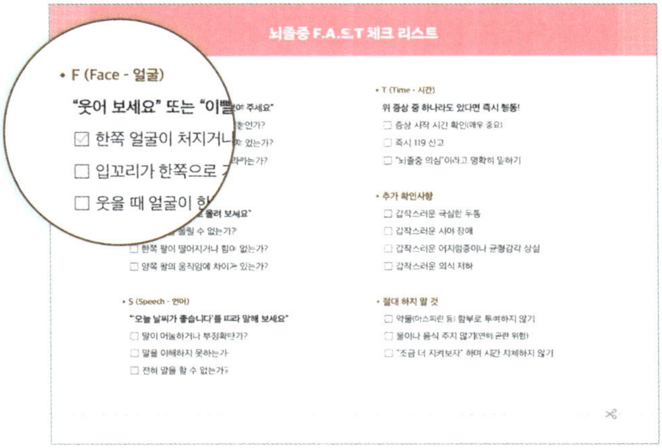

목차

Part 1

고령자에 대한 이해

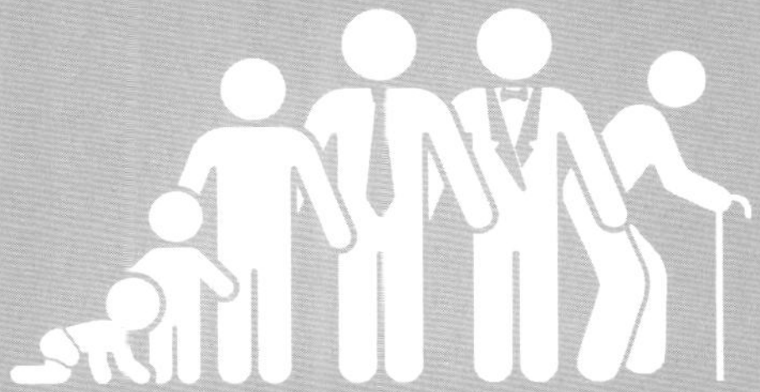

Chapter 1

고령자,
왜 다를까?

'고령자', '응급상황'에 대한 정의

앞으로 이 책에서 가장 많이 보게 될 두 가지 단어는 **고령자**와 **응급상황**입니다. 의외로 말하는 사람과 받아들이는 사람에 따라 달리 해석될 여지가 큰 단어입니다. 이에 대해 조금 더 구체적이고 명확하게 알아 두면 이 책을 이해하고 활용하는 데 도움이 될 것입니다.

몇 살부터 고령자일까?

국제적으로 통용되는 고령자의 기준은 만 65세 이상입니다. 이 기준을 가지고 노인복지법에서 노인복지 혜택 적용 기준을 정하고, 통계청에서는 고령화율을 계산하며, 건강보험공단에서는 장기요양보험 신청 대상을 결정합니다. 의학적으로도 만 65세 이상을 고령자로 보며 일부 연구나 임상 지침에서는 65~74세까지를 전기 고령자, 75~84세는 후기 고령자, 85세 이상은 초고령자로 구분하기도 합니다. 우리나라에서는 노인, 어르신, 고령자 등이 유사한 의미로 사용되나 혼동을 줄이기 위해서 이 책에서는 **고령자**로 통일하도록 하겠습니다.

물론 나이만으로 고령인지 아닌지를 구분하는 것은 너무 단순할 수 있습니다. 개개인의 건강 관리 상태나 앓고 있는 질병의 종류와 중증도, 그리고 신체적·기능적 능력 차이에 따라 같은 나이라도 의학적인 상태는 차이가 클 수 있습니다. 개인 건강 관리의 중요성이 강조되면서 만성질환에 대한 치료와 꾸준한 자기 관리가 보편화되었고, 고령인구의 절대적인 숫자가 늘어남에 따라 이따금 언론에서 소개되는 근육질 80세 할아버지의 모습도 크게 놀랍지 않은 세상에서 살고 있습니다.

어떤 게 응급상황인가?

대학병원 응급실을 한 번이라도 가 본 경험이 있는 사람들은 그 기억을 쉽게 잊을 수 없을 것입니다. 여러 이유가 있겠지만 그중 첫 번째는 '와, 나 말고도 아픈 사람이 이렇게 많구나' 하는 놀라움일 것이고 두 번째는 '왜 이렇게 오래 기다려야 하지?' 하는 불만의 감정일 것입니다. 응급상황이라고 느끼는 정도는 주관적일 수 있지만 사회 보편적인 정의는 "즉각적인 조치가 없으면 생명, 신체, 재산, 사회질서 등에 중대한 피해를 초래할 수 있는 위급한 상황"에 해당합니다. 이 의미를 강조하는 것이 매우 조심스럽습니다. 저도 응급의학과 전문의이기 전에 환자로서, 그리고 가족이나 지인들의 보호자로서 수차례 응급실을 방문한 적이 있습니다.

'죽을병이 아니니 응급에 해당하지 않는다' '좀 더 기다려 달라'는 말이 상처가 될 수 있음을 충분히 인지하고 있습니다. 하지만 병원에서는 진단과 치료에 시간이 지체되면 큰 위험이 따를 수 있는 상태만을 응급으로 봅니다. 앞으로 다룰 심근경색, 뇌졸중, 중증 외상 등 이름만 들어도 가슴이 철렁하는 상황이 의심될 때를 응급상황이라고 생각하면 됩니다.

다만 이 책을 통해 강조하고 싶은 점은 **고령자의 응급상황은 일반적이지 않다**는 사실입니다. 고령자는 몸이 충격에 반응하는 여유분이 젊은 사람에 비해 매우 적기 때문에 작은 문제가 비교적 단시간 내에 큰 문제로 악화될 수 있습니다. 하지만 안타깝게도 현재 우리나라의 의료 환경상 작은 문제로 일일이 대형 병원 응급실을 내원하면 의료진에게 소홀한 대우를 받을 가능성이 높습니다.

이러한 상황에서 건강에 문제가 생겼을 때 가장 이상적인 대응은 간단한 조치로 해결이 될 문제인지 아니면 바로 병원에 가야 하는지를 빠르게 판단하고 올바른 행동을 취하는 것입니다. 간단한 몸의 이상은 충분한 휴식을 취하고 생활습관을 교정하면서 지켜보되 자연 회복으로 호전이 되는 단계가 지나 병원 진료가 필요한 경우에는 대형병원 응급실보다 주변 의원의 전문의를 찾아가면 오히려 수월하게 적절한 진료를 받을 수 있을 것입니다.

물론 수많은 상황이 애매모호한 경계에서 발생합니다. 어떤 상황에서 어떤 행동을 해야 할지에 대한 정보가 턱없이 부족한 일반 독자에게 앞으로 다룰 내용이 작은 도움이 되면 좋겠습니다.

나이가 만드는 병과 증상의 차이

상황 1

75세 김 할머니는 수일 전부터 가슴이 답답하다고 하셨지만 가족들은 '나이가 드셔서 그런가 보다'라고 대수롭지 않게 생각했습니다. 하지만 증상이 지속되어 응급실에 가서 확인해 보니 '대동맥 박리'를 진단받고 응급 수술을 받았습니다. 반면 같은 나이의 이웃집 할아버지는 비슷한 증상으로 병원에 갔지만 단순 소화불량이라는 진단을 받았죠. 식사 조절과 생활습관 교정만으로도 증상이 많이 좋아졌습니다. 왜 이런 차이가 생길까요? 바로 나이가 만드는 특별한 변화 때문입니다.

신체 변화와 응급상황의 관계

❶ 심장과 혈관의 변화

흔히 심장과 혈관은 피를 온몸으로 보내는 펌프와 파이프로 묘사됩니다. 나이가 들면서 심장 근육이 약해지면 펌프 기능도 떨어져 힘이 약해지고 규칙적으로 뛰지도 못하게 됩니다. 또한 동맥경화가 진행되면서 말랑말랑했던 혈관이 두껍고 딱딱해지는 바람에 탄력이 줄어들어 혈압이 높아지는 경향을 보입니다. 이 변화들이 심부전(수축력 감소), 부정맥(전기신호 이상), 그리고 고혈압, 뇌졸중, 심근경색(혈관 탄력 감소)의 문제를 일으키는 근본적인 원인으로 작용하죠.

여기서 중요한 점은 응급상황 시 젊을 때와는 다른 증상이 나타날 수 있다는 것입니다. 예를 들어 심근경색의 경우 젊은 사람에게는 가슴을 쥐어짜는 듯한 극심한 통증이 나타나지만, 고령자에게는 가슴 통증 대신 숨이 차거나 어지럽고 속이 메스꺼워서 토하는 증상으로 나타날 수 있습니다. 심지어 단순히 소화가 안 되거나 피곤한 정도로만 느낄 수도 있어서 심각한 상황을 놓치기 쉽습니다. 혈압 변동 또한 커지면서 위험 신호를 알아차리기 어려워집니다.

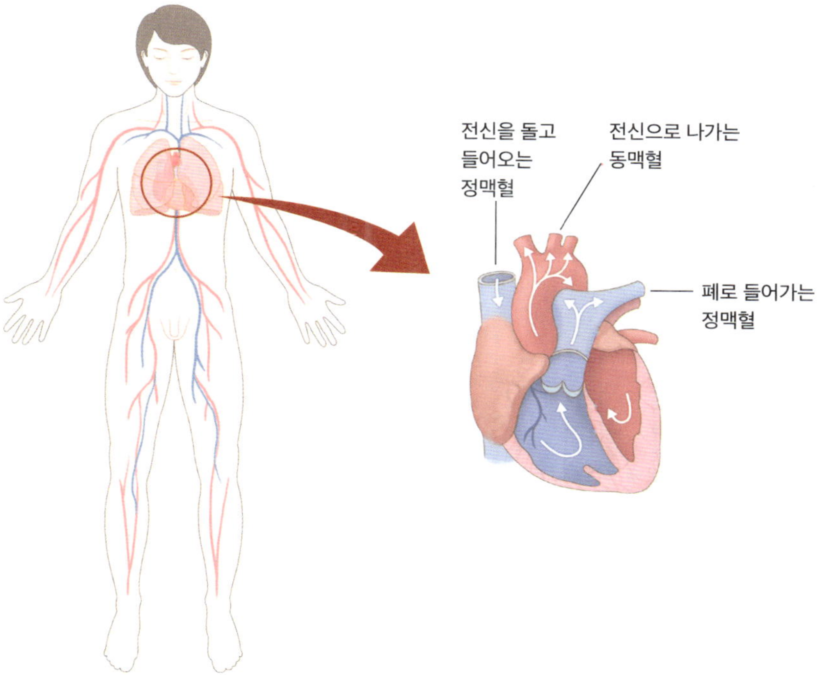

전신으로 혈액을 공급하는 펌프 역할을 하는 심장

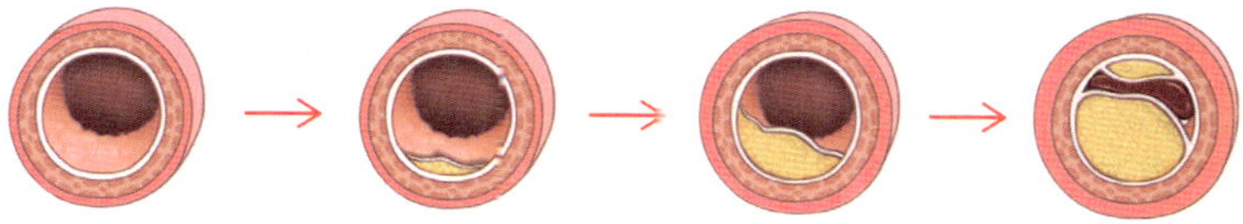

동맥경화 진행

❷ 뇌와 신경계의 변화

노화가 진행되면 뇌와 신경계에서도 여러 측면에서 중요한 변화가 생깁니다. 우선 구조적으로 보면, 나이가 들면서 뇌가 조금씩 작아집니다. 특히 성격 형성과 기억을 담당하는 부위인 전두엽과 해마에서 크기 감소가 두드러지게 나타납니다. 다음으로 뇌의 기본 구조이자 신경 신호 전달을 담당하는 뉴런이라는 세포 자체의 크기가 줄어들고, 정보를 처리하는 연결선인 시냅스의 숫자가 줄어듭니다. 심장 기능이 약화되고 각 기관으로 향하는 혈관의 상태가 나빠지면서 자연스럽게 뇌로 가는 혈액의 양도 줄어들게 되어 산소와 영양 공급이 줄어듭니다.

이로 인해 정보를 처리하는 뇌의 능력 자체가 쇠퇴하고 신경이 신호를 전달하는 속도도 느려지며 몸의 균형을 잡는 감각도 둔해집니다. 이러한 변화가 응급상황의 빈도는 높이면서 증상은 훨씬 약하고 모호하게 만들기 때문에 위험합니다. 중요한 신경학적 증상인 어지럼증을 단순히 나이 탓으로 오해하거나 인지 기능이 저하되어 고령자 스스로 응급상황과 일반적인 몸의 불편함을 구분하기 어려워질 수도 있습니다.

❸ 폐와 호흡기계의 변화

노화가 진행되면 폐와 호흡기계에도 구조적, 기능적 변화가 차츰 나타나기 시작합니다. 폐는 풍선에 비유되는 기관으로, 숨을 들이마실 때 늘어났다가 내쉴 때 줄어들면서 산소를 흡수하고 우리 몸에서 발생한 이산화탄소를 배출하는 역할을 합니다.

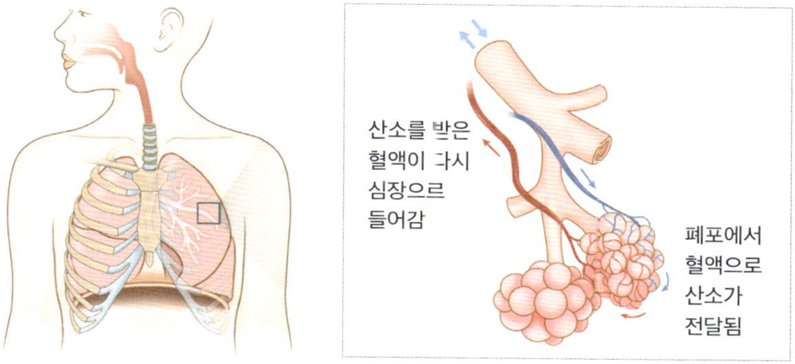

폐와 폐포

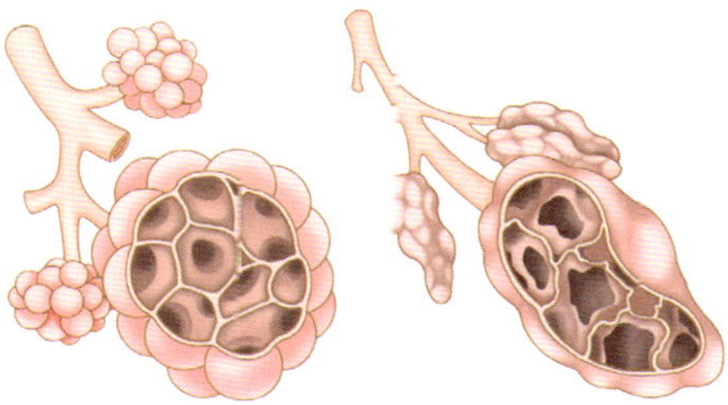

건강한 폐포와 손상된 폐포

나이가 들면 폐의 탄성 자체가 줄어들고 폐를 구성하고 있는 작은 주머니 모양의 폐포의 탄력이 감소합니다. 또한 폐를 감싸고 있는 흉곽의 유연성이 줄어들고 호흡을 도와주는 횡격막과 늑간근의 힘이 약해져 호흡 자체가 어려워집니다. 이러한 구조적 변화로 인해 폐활량이 줄고 산소 흡수와 이산화탄소 배출 효율이 감소하게 됩니다.

폐는 호흡 기능 외에도 외부 공기를 통해 들어오는 다양한 이물질과 세균으로부터 우리 몸을 방어하는 데 중요한 역할을 합니다. 이는 기관지 내 섬모의 운동과 점액, 그리고 폐 내 다양한 면역세포를 통해 이루어집니다. 노화에 따라 기관지 섬모 운동이 감소하고 점액 분비가 줄어들며 면역 기능도 약화되면서 전반적인 방어 능력이 약해질 수밖에 없습니다. 나이가 들면 감기와 폐렴에 잘 걸리고, 작은 폐 손상으로도 호흡곤란이 심해져 저산소증에 취약해지는 것도 이 때문입니다.

증상이 애매하게 나타나는 이유

❶ 증상을 발현하는 능력의 감소

우리 몸은 처음 만들어질 때부터 정상 상태에서 벗어나면 증상으로 나타나게 되어 있습니다. 몸이 스스로 표현하는 능력이 증상이라고 생각하면 이해하기 쉬울 것입니다. 젊을 때는 비정상적인 상태가 되면 뚜렷한 증상으로 나타납니다. 하지만 나이가 들면서 문제가 생겨도 비정상 상태에 대한 몸의 표현 능력이 떨어지면서 증상이 천천히, 애매하게 나타나는 경우가 많습니다.

예를 들어 탈수가 발생하면 즉시 어지럼증이나 갈증 등의 증상이 나타나는 것이 일반적이지만 고령자의 경우 며칠에 걸쳐 서서히 의식이 흐려지는 형태로 증상이 발현될 수 있어서 탈수와의 연관성을 파악하기 어려워집니다. 또한 감염이 생기면 우리 몸이 병균에 맞서 면역 반응을 활성화하면서 발열 증상이 나타나는데, 나이가 듦에 따라 면역 반응이 줄어들며 뚜렷한 발열 없이 기력 저하나 입맛이 없어지는 등의 비특이적인 증상으로 나타나곤 하는 것입니다.

❷ 통증을 느끼는 능력의 변화

질병이 발생하면 다양한 증상이 나타나는데 그중 가장 흔한 것이 통증입니다. 하지만 나이가 들면서 감각이 무뎌지고 통증을 느끼는 역치가 높아지면서 아픈 것을 잘 못 느끼게 됩니다. 심각한 상황도 단지 좀 불편한 정도로만 느낄 수 있는 것입니다. 불편한 느낌을 대수롭지 않게 여기다가 증상이 더 심해져서 병원을 방문한다면 이미 병이 많이 진행된 상태일 수 있습니다.

❸ 여러 질환이 함께 있을 때의 영향

만병의 근원으로 여겨지는 당뇨병, 고혈압, 고지혈증은 생활습관의 교정과 꾸준한 약물 복용이 필요합니다. 고령자는 보통 2~3개 이상의 만성질환을 함께 보유한 경우가 많습니다. 이런 경우 새로운 증상이 생겨도 기존에 앓고 있던 질병 때문인지, 새로운 문제 때문인지 구분하기 어려워집니다. 예를 들어 저혈당 증상으로 이따금씩 어지럼증을 느끼던 당뇨병 환자가 뇌졸중으로 인한 갑작스러운 어지럼증을 특별하게 여기지 못하고 한참 뒤에야 병원에 오게 되는 것입니다.

기존 질병의 영향

❶ 복용하는 약물의 영향

고령자는 다양한 기저질환 때문에 여러 약을 함께 복용하는 경우가 많으며, 이런 약물들이 응급상황에 영향을 줄 수 있습니다. 혈압약을 복용하는 경우 어지럼증이 유발되어 넘어질 위험이 증가할 수 있고, 혈액 희석제를 드시는 분들은 작은 외상이라도 큰 출혈로 이어질 수 있습니다. 당뇨약의 경우 저혈당으로 인해 의식을 잃을 위험이 있으며, 수면제를 복용하면 낙상 위험이 높고 의식이 저하될 수 있습니다.

❷ 만성질환의 갑작스러운 악화

평소에 앓고 있던 병이 갑자기 악화되거나 합병증을 일으킬 수 있습니다. 당뇨병 환자는 감염에 취약해서 폐렴이나 요로감염이 쉽게 악화될 수 있고, 상처 치유가 지연되어 작은 상처도 큰 문제가 될 수 있습니다. 혈당 조절이 어려운 경우 감염은 고혈당을 악화시키고, 고혈당은 면역 기능을 떨어뜨려 감염을 더 중증으로 만드는 악순환을 초래합니다. 심장질환이 있으면 스트레스에 취약하여 작은 변화에도 큰 영향을 받게 되고, 수분 조절이 중요해져서 탈수나 과도한 수분 섭취 모두 위험할 수 있습니다.

❸ 인지 기능 저하가 미치는 영향

나이가 들면서 불가피하게 뇌 기능이 저하되며, 이로 인해 자신의 증상을 정확히 표현하기 어려워질 수 있습니다. 또한 시간 감각이 흐려져서 언제부터 아팠는지 명확하게 기억하지 못하거나 응급상황임을 스스로 인식하는 능력이 저하될 수 있습니다. 따라서 가족과 주변 사람들이 평소와 다른 고령자의 모습을 주의 깊게 살펴보고 필요시 병원에서 진료를 받을 수 있도록 돕는 것이 중요합니다.

고령자가 놓치기 쉬운 위험 신호들

상황 2

78세 김 할머니는 3일 전부터 기운이 없어지기 시작했어요. 평소에도 식사량이 많지 않았던 할머니는 이 증상을 대수롭지 않게 여겼지만, 소화제를 처방 받으러 간 병원에서 원인이 위장관 출혈에 의한 빈혈이라는 이야기를 들었습니다. 85세 이 할아버지는 걸을 때 평소보다 다리가 저려서 자꾸 쉬게 되었어요. 디스크가 더 안 좋아졌나 보다 생각했는데, 다음 날부터는 일어나지 못할 정도로 증상이 악화되었습니다. 119를 불러 병원에 갔더니 폐쇄성 동맥경화증이라는 진단과 함께 시간이 조금 더 지체되었으면 발끝부터 썩을 수도 있었다는 말을 들어 큰 충격을 받았습니다. 이처럼 고령자의 갑작스러운 기운 악화와 몸의 불편감은 주의 깊게 살펴야 합니다. 특히 다리의 통증은 다리로 가는 큰 혈관 문제의 신호일 수 있어요.

'나이가 많아서'라는 착각

나이가 들면 자꾸 깜빡하는 것이 자연스럽게 느껴지기도 하지만 기억력 감퇴는 치매의 초기 증상일 수 있습니다. 나이 들면 다 아픈 법이야(새로운 질병 신호 무시), 원래 말씀이 적은 분인데(우울증이나 뇌 문제 간과), 어르신들이 다 그렇지(개별적 증상 변화 무시) 같은 반응도 경계할 필요가 있습니다. 고령에 따라붙는 편견의 결과는 결코 가볍지 않습니다. 지연된 진단으로 치료 시기를 놓쳐 예후가 악화될 뿐만 아니라 합병증 발생 위험이 증가하고 회복 기간도 늘어납니다. 고령자 응급상황의 30%는 초기에 **나이 탓**으로 여기면서 진단이 지연됩니다. 이로 인해 사망률이 증가할 수 있음을 반드시 기억해야 합니다.

그렇다면 사소한 증상이 생길 때마다 병원에 가야 하는 것일까요? 핵심은 **평소의 몸 상태를 잘 파악해 두는 것**입니다. 고령자 본인이 평소 몸 상태를 판단하기 어려운 상황이라면 함께 살거나 돌봄을 제공하는 보호자의 몫입니다. 평소에 없던 새로운 증상이 언제 어떻게 나타났는지를 파악하는 것이 중요하며, 새롭게 나타난 애매한 증상에도 관심을 가져야 합니다.

전형적이지 않은 증상들

❶ 심장 문제의 이면

앞서 언급했듯 심장에 문제가 생겼을 때 젊은 사람은 **전형적인** 심인성 가슴 통증을 호소하게 됩니다. 가슴의 가운데 혹은 살짝 왼쪽으로 치우친 곳에서 답답하고 짓누르는 듯한 양상으로 발생하면서 턱이나 가슴 왼쪽으로 퍼져 나간다고 표현합니다. 이러한 통증은 빠르게 움직일 때 악화되고 쉬면 나아집니다. 반면 고령자에게서 보이는 심근경색의 증상들은 전형적인 가슴 통증보다는 소화가 안 된다(위장 증상으로 오인), 어지러워서 잠깐 앉았다(현기증), 갑자기 기운이 없어졌다(전신 쇠약), 잠이 계속 온다(의식 저하) 등의 증상에 가깝습니다. 이런 **비전형적인 증상**은 여성이거나 나이가 많을수록(75세 이상), 당뇨, 신부전, 치매, 인지장애 등을 가지고 있는 사람에게 더 흔하다고 알려져 있습니다. 따라서 이와 같은 위험인자를 가지고 있다면 더 주의해야 합니다.

❷ 뇌졸중의 모호한 신호들

뇌로 가는 혈관이 막히거나(허혈성 뇌졸중) 터지게 되면(출혈성 뇌졸중) 뇌세포가 죽으면서 기능적인 문제가 발생하는데, 나이가 들수록 그러한 증상들이 애매하게 나타날 수 있습니다. 말을 확실하게 알아듣기 힘들거나 의식의 저하, 극심한 두통, 뚜렷한 안면 마비, 복시, 편측 마비가 생기는 대신 말이 다소 어눌해지거나(구음 장애 시작) 단어를 잘 떠올리지 못하고(실어증 초기), 젓가락질이 어색하거나(손 운동 기능 저하) 걸음걸이가 평소와 다르고(보행 장애 시작) 글씨가 삐뚤삐뚤해지는(미세 운동 능력 저하) 등 사소한 증상이 많아 쉽게 알아차리기 힘들 수 있습니다.

심장 문제와 비슷하게 뇌졸중도 고령자, 여성, 당뇨 환자, 인지장애 환자에게서 모호하게 표현되는 경우가 많다는 것을 강조하고 싶습니다.

❸ 감염의 비전형적 양상

병원균에 의해 발생하는 감염은 원인이 되는 병원체(세균성, 바이러스성, 곰팡이 등)와 감염 부위(폐, 장, 콩팥, 방광, 근육 등)에 따라 증상의 종류와 정도가 결정됩니다. 물론 같은 균이 같은 곳에 침투해도 각자의 면역력이나 평소 건강 상태에 따라 다르게 나타날 수 있지만 나이도 증상 발현에 큰 영향을 미칩니다.

예를 들어 폐렴의 경우 젊고 건강한 사람일수록 열이 나고 기침, 가래, 호흡곤란 등의 증상이 발생하는 반면 어르신들은 열이 나지 않고(60% 이상에서 발열 없음) 기침도 없이(기침 반사 약화) 그저 기운이 떨어지는 증상만 나타날 수 있습니다.

콩팥이나 소변길, 방광에 발생하는 요로감염 또한 소변 이상 없이 의식 저하나 갑작스러운 성격 변화, 식욕 부진과 전신 쇠약과 같은 애매한 증상으로 나타날 수 있기 때문에 빠르게 인지하지 못해서 진단도 늦어지기 쉽습니다.

응급상황 vs 만성 악화

❶ 상황을 판단하는 핵심 질문

새로 생긴 증상과 만성적인 증상을 구분하는 일은 매우 중요합니다. 이는 어떤 질병이 발생했는지 판단하는 데 가장 우선적으로 고려되어야 하는 부분입니다. 이를 구분하는 데 핵심이 되는 질문은 증상의 변화 시기와 양상에 대한 것입니다.

이건 의사의 영역이 아닙니다. 증상이 발생한 당사자 스스로 혹은 보호자가 다음과 같은 질문을 해 보는 거죠.

Q1. 언제부터 증상이 발생하였는가? (시기)

Q2. 평소와 비교해서 얼마나 다른가? (정도)

Q3. 변화가 갑작스러운가 서서히 악화됐나? (양상)

Q4. 평소 하던 일을 똑같이 할 수 있나? (기능)

이에 대한 답변에서 **갑작스러운 기능, 인지, 습관 등의 변화**가 감지된다면 응급상황일 수 있습니다.

A1. 어제까지 혼자 화장실 가시던 분이 오늘 갑자기 도움이 필요하다.

A2. 평소 정정하던 분이 갑자기 날짜나 장소를 헷갈린다.

A3. 평소 식사를 잘하시던 분이 며칠째 안 드신다.

❷ 만성 악화의 특징

응급상황에 비해 만성 악화는 몇 주에서 몇 달에 걸쳐 증상이 서서히 변화합니다. 아무런 조치 없이 좋아졌다가 나빠졌다가 반복하고, 기존 치료법으로 어느 정도 조절이 가능합니다. 반대로 응급상황은 며칠 이내로 증상이 급격히 악화됩니다. 올바른 조치를 제때 취하지 않으면 지속적으로 나빠지고, 기존 방법으로 해결되지 않습니다. 증상의 강도나 세기가 만성일 때보다 더 강한 편이며, 양상 자체가 급변하는 특징도 있습니다.

증상이 이전과 유사한가, 강도나 빈도가 달라지지 않았는가, 증상을 줄이기 위해 했던 기존의 행동과 약으로 조절이 잘 되는가. 이 질문들을 빠르게 확인하고, 급성으로 새로운 증상이 생겼다고 판단되면 별도의 조치가 필요한 것입니다.

가족이 알아 두어야 할 포인트

❶ 매일 관찰하면 알 수 있는 변화들

고령자를 모시고 있다면 건강 상태를 파악하기 위해 평상시와 다른 점이 있는지 매일 관심 있게 살펴보는 것이 중요합니다. 먼저 **말하는 방식**이나 **얼굴 표정**이 평소와 같은지 확인해 보세요. 또한 **걷는 모습과 앉고 서는 자세**에 변화가 있는지도 주의 깊게 살핍니다. **식사량**이 줄거나 늘었는지, **잠자는 시간이나 패턴**이 바뀌었는지도 살펴보세요. **화장실을 가는 횟수나 방식**에 변화가 있는지. 그리고 **평소 즐기는 활동에 대한 관심**이 줄었는지도 확인이 필요합니다

❷ 위험 정도에 따른 대응 방법

무조건 병원을 방문할 필요는 없지만, 대처가 늦어지는 안타까운 상황을 줄이기 위해 대응 방법을 세 가지 경우로 나누어 보겠습니다.

단계	상황
주의 단계	• 평소보다 말수가 줄어듦 • 식사 속도나 양의 감소 • 일상적 행동이 조금씩 더뎌짐
외래 진료 필요 단계	• 같은 질문을 반복함 • 평소에 하지 않던 실수가 잦음 • 대소변을 조절하는 능력이 떨어짐
응급실 내원 필요 단계	• 의식이 흐려짐 • 말투가 어눌해짐 • 한쪽 팔다리(편측) 감각·근력 저하 • 극심한 두통, 가슴 통증, 복부 통증, 호흡곤란 호소

첫째로 주의 단계는 약간의 변화가 감지되는 경우입니다. 평소보다 말씀을 적게 하시거나 좋아하는 텔레비전 프로그램에 관심을 보이지 않는 식의 변화죠. 식사하는 시간이 평소보다 오래 걸리거나 옷을 입고 세수하는 등의 일상적인 행동에 시간이 많이 소요될 때도 주의 깊게 관찰해야 합니다.

둘째로 병원 상담을 권하는 단계는 눈에 띄는 변화가 보일 때입니다. 같은 질문을 반복하거나 평소에 하지 않던 실수를 자주 하는 경우,

밤에 잠들기 어려워하거나 자주 잠에서 깨는 경우, 그리고 소변이나 대변을 조절하기 어려워하실 때도 병원 상담이 필요합니다.

마지막으로 즉시 병원에 가야 하는 응급상황은 의식이 흐려지거나 부르는 말에 대한 반응이 느려질 때입니다. 말투가 어눌해지거나 무슨 말씀을 하시는지 이해하기 어려울 때, 한쪽 팔이나 다리에 힘이 없어지거나 갑자기 서 있기 어려워하실 때는 지체 없이 응급실에 가야 합니다.

❸ 평소에 변화를 기록해 두는 것의 중요성

고령자는 여러 증상이 동시다발적으로 애매모호하게 나타나는 경우가 흔하기 때문에 평소에 변화를 자세히 기록해 두면 정확한 진단을 받는 데 큰 도움이 됩니다. 언제부터 증상이 시작되었는지, 어떤 증상이 나타났는지, 하루에 몇 번 정도 보이는지, 어떤 상황에서 더 심해지는지를 구체적으로 적어 두는 것을 추천합니다. 또한 휴대폰을 활용하여 이상한 점이나 행동을 사진과 동영상으로 기록해 두는 것도 유용합니다.

Chapter 1

3줄 요약

1 고령자는 응급 증상이 젊은 사람과 다르게 나타날 수 있으므로 모호한 변화도 주의 깊게 살펴야 합니다.

2 나이 탓을 하며 넘기기 쉬운 증상들이 실제로는 심각한 질병의 신호일 수 있습니다.

3 작은 변화라도 갑작스럽거나 기능 저하가 동반되면 응급상황일 수 있으니 보호자가 즉시 판단하고 기록하는 것이 중요합니다.

체크 포인트

+ 자고 일어난 직후 또는 자기 전에 평소와 다른 미묘한 몸의 변화가 없는지 스스로 점검하는 시간 가지기
+ 일상생활을 할 때 느끼는 사소한 불편한 점에 대해 37쪽에 기록하고, 가까운 시일 내에 병원 방문하기
+ 증상 발생 시 불편한 신체 부위, 증상 발생 시기, 구체적인 증상 묘사, 악화/완화 인자, 동반되는 증상에 대해 37쪽에 기록하고, 보호자와 의사에게 알리기

✎ 몸이 느끼는 사소한 불편한 점에 대해 적어 보세요.

✎ 의심되는 증상에 대해 자세히 적어 브세요.

Chapter 2

응급상황 골든타임의 법칙

시간이 생명이다

상황 3

68세 박 할머니는 저녁 식사 중 갑자기 말이 어눌해지고 오른쪽 팔에 힘이 없어졌습니다. 보호자가 즉시 119에 신고하여 구급차가 도착하기까지 10분, 응급실까지 15분, 진단과 치료 결정까지 30분이 걸려서 총 55분 만에 혈전용해제 투여가 시작되었습니다. 그 결과 할머니는 완전히 회복되어 일상생활에 전혀 지장이 없게 되었습니다.

반면 비슷한 증상이 있었던 70세 최 할아버지의 경우는 달랐습니다. 가족들이 잠시 쉬면 나아질 것이라고 생각해서 집에서 2시간을 지켜봤습니다. 그사이 증상이 더 심해져서 응급실에 도착했을 때는 이미 광범위한 뇌경색이 진행된 상태였습니다. 혈전용해제 투여 시간을 놓쳐서 결국 반신마비와 언어 장애가 남았습니다. 단 2시간의 차이가 두 사람의 인생을 완전히 바꿔 놓았습니다.

72세 김 할아버지는 새벽에 가슴 통증으로 잠에서 깼지만 체했다고 생각하고 소화제를 먹었습니다. 하지만 통증이 계속되어 119에 신고했고, 구급차 안에서 심전도 검사 결과 심근경색이 확인되었습니다. 응급실 도착 즉시 심장 혈관 조영술을 시행하여 막힌 혈관을 뚫었고, 심장 근육 손상을 최소한으로 줄일 수 있었습니다.

하지만 비슷한 상황에서 다르게 대응한 74세 이 할아버지는 가슴 통증을 참고 아침까지 기다렸다가 병원에 갔습니다. 증상이 발생하고 6시간이 지난 후라서 이미 심장 근육의 상당 부분이 괴사된 상태였습니다. 생명은 구했지만 심각한 심부전이 남아서 일상생활에 큰 제약을 받게 되었습니다.

골든타임의 의미

골든타임이란 응급상황 발생 시 적절한 치료를 받았을 때 생명을 구하고 후유증을 최소화할 수 있는 시간적 한계를 의미합니다. 단순히 병원에 빨리 도착하는 것이 아니라 한계 시간 내에 적절한 진단과 치료가 이루어져야 한다는 뜻입니다.

대표적인 응급 질환의 골든타임을 살펴보면 뇌졸중의 경우 증상 발생 후 3~4.5시간 이내에 혈전용해제를 투여해야 하며, 이 시간을 넘기면 뇌 손상을 되돌릴 수 없습니다. 심근경색의 경우에는 증상 시작 후 90분 이내에 관상동맥을 뚫어야 심장 근육 손상을 최소화할 수 있습니다.

골든타임이 지나면 손쓸 기회도 없이 생명을 잃거나 치료 후에도 큰 후유증을 남기는 심각한 결과를 초래합니다. 뇌졸중의 경우 골든타임을 놓치면 뇌세포가 분당 190만 개씩 죽어 가며, 이로 인해 평생 신경학적 후유증을 가지고 살거나 한평생 침대에 누워 지내야 하는 절망적인 상황에 이르게 되죠. 심근경색에서는 시간이 지날수록 심장 근육이 괴사되어 심장 기능이 영구적으로 저하되는 심부전이 발생하여 삶의 질이 떨어집니다.

과거에는 응급상황에서 단순히 생명을 구하는 것이 목표였지만 현대 의학에서는 삶의 질까지 고려합니다. 살아는 났지만 심각한 후유증으로 고통받는 일이 없도록 골든타임 내에 치료하여 원래의 기능을 최대한 보존하는 것이 목표인 셈이죠. 이런 추세를 반영하여 요즘은 병원에서도 급성기 치료뿐만 아니라 퇴원 후 재활 및 관리 측면에서도 크게 강조하고 있습니다.

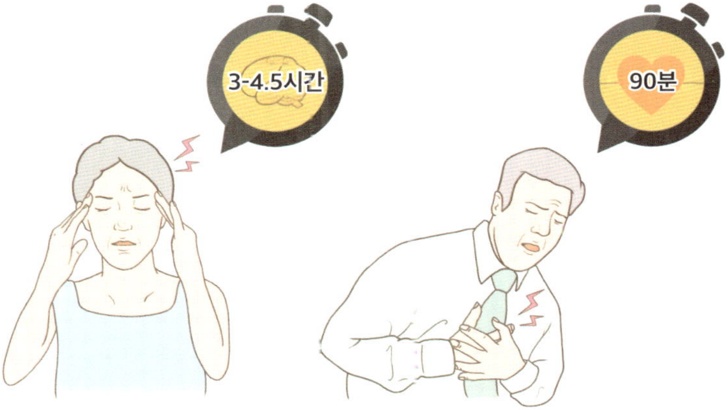

뇌졸중　　　　　심근경색

고령자에게 골든타임이 더 중요한 이유

❶ 신체적 회복 능력과 예비 기능의 감소

고령자에게는 골든타임이 더욱 중요합니다. 고령자는 젊은 사람에 비해 예비 기능, 즉 버틸 수 있는 여력이 부족하기 때문에 같은 손상이라도 몸이 더 쉽게 망가집니다. 예를 들어 젊은 사람의 뇌는 측부 순환이 잘 발달되어 있어서 한 혈관이 막혀도 다른 혈관을 통해 어느 정도 혈류를 공급받을 수 있지만, 고령자는 이런 보상 기능이 약하므로 더 빨리 더 광범위하게 뇌 손상이 발생합니다. 심근경색에 의한 심장 손상도 마찬가지입니다.

회복력의 차이도 중요한 요소입니다. 젊은 사람은 일부 손상을 받아도 재생 능력과 적응 능력이 뛰어나서 기능을 어느 정도 회복할 수 있습니다. 하지만 고령자는 한번 손상된 조직이나 기능을 회복하기가 매우 어렵습니다. 뇌졸중으로 손상된 뇌세포는 재생되지 않고, 심근경색으로 죽은 심장 근육도 다시 살아나지 않습니다. 따라서 처음부터 손상을 최소화하는 것이 유일한 방법이고, 이를 위해서는 골든타임이 절대적으로 중요합니다.

❷ 복합 질환과 약물 제한으로 인한 치료의 한계

고령자는 대부분 여러 가지 만성질환을 동시에 가지고 있어서 한 가지 응급상황이 발생하면 다른 질환들도 함께 악화되는 경우가 많습니다. 예를 들어 심근경색이 발생하면 기존의 당뇨병이 악화되고 신장 기능도 떨어지며 폐렴 등의 합병증도 쉽게 발생합니다. 이런 연쇄 반응을 막으려면 골든타임 내에 초기 대응이 더욱 신속해야 합니다. 그리고 이 차이는 엄청난 예후의 차이를 가지고 옵니다.

약물 치료의 제약도 고령자에게 골든타임을 더욱 중요하게 만듭니다. 고령자는 간 기능과 신장 기능이 저하되어 있어서 약물 대사가 느리고 부작용 위험도 높습니다. 따라서 강력한 치료를 오래 지속하기 어려우므로 초기에 집중적으로 치료하는 것이 더욱 중요합니다. 또한 여러 약물을 복용하는 경우 약물 상호 작용의 위험도 있어서 복잡한 치료보다는 신속하고 단순한 초기 치료가 더 효과적입니다.

❸ 취약한 사회적 환경과 의사소통의 어려움

사회적 요인도 고려해야 합니다. 고령자는 응급상황이 발생해도 스스로 도움을 요청하기 어려운 경우가 많습니다. 혼자 살거나 가족이 멀리 살거나 신체적 제약으로 전화를 걸기 어려운 상황이 흔합니다. 또한 증상을 정확히 표현하지 못해 초기 대응이 지연되는 경우도 많습니다. 이런 불리한 조건들을 극복하려면 골든타임에 대한 인식이 더욱 높아야 하고, 주변 사람들의 적극적인 관심과 대응이 필요합니다. 평소 응급상황에 대비하여 비상 연락망을 정해 두고, 의심되는 증상이 있으면 지체 없이 119에 신고할 수 있도록 방법을 강구해 두어야 합니다.

골든타임을 지키는 행동 지침

골든타임 내에 병원에 가기 위해 가장 중요한 것은 응급상황을 빨리 인식하는 것입니다. 고령자의 응급상황은 전형적이지 않은 경우가 많아서 놓치기 쉽지만 **평소와 다르다**는 것만으로도 충분히 응급상황을 의심해야 합니다. F.A.S.T 검사 같은 간단한 평가 방법을 알아 두면 뇌졸중을 빨리 인식할 수 있고(82쪽 참고), 가슴 통증의 경우 15분 이상 지속되면 심근경색을 의심해야 합니다.

다음으로 119 신고를 주저하지 말아야 합니다. '괜찮아질 수도 있는

데…'라는 생각으로 좋아질 때까지 기다리거나 몸이 무겁다고 침대에 누워 있거나 사우나에 가면서 골든타임을 놓치는 경우가 너무 많습니다. 의심스러우면 일단 신고하고 전문가의 판단을 받는 것이 안전합니다. 119 구급대원은 현장에서 1차 평가를 통해 응급도를 판단할 수 있고, 필요하면 구급차 안에서도 기본적인 치료를 시작할 수 있습니다.

모든 응급실이 같은 수준의 치료를 제공할 수 있는 것은 아닙니다. 뇌졸중이나 심근경색 같은 중증 응급상황은 전문적인 시설과 인력이 있는 병원에서 치료받아야 합니다. 119에 신고할 때 증상을 정확히 설명하면 구급대원이 적절한 병원으로 이송해 줍니다.

올바른 119 신고 방법

"119죠? 우리 할머니가 아파 보여요! 빨리 와 주세요! 제발! 빨리!"

위와 같은 신고를 받은 119 상황실에서는 정확한 상황 파악이 어렵습니다. 어디서 무슨 일이 일어났는지, 환자의 상태는 어떤지, 어떤 응급처치가 필요한지 알 수 없어서 적절한 대응이 지연될 수 있습니다. 반면 다음과 같이 신고하면 상황실에서 즉시 상황을 파악하고 적절한 장비와 인력을 준비해서 출동할 수 있습니다.

"119 신고합니다. 서울시 ○○구 ○○로 123 ○○ 아파트 428동 5층에서 82세 할아버지가 30분 전부터 말이 어눌해지고 오른쪽 팔에 힘이 없습니다. 의식은 있고 숨은 쉬고 있지만 뇌졸중이 의심됩니다."

두 신고의 차이는 단순히 말하는 방식의 차이일 뿐 아니라 환자의 생명을 구하는 데 결정적인 영향을 미치는 기술의 차이입니다. 특히 고령자 응급상황에서는 정확하고 체계적인 119 신고가 치료 결과를 크게 좌우할 수 있습니다.

언제 신고해야 할까?

의식을 잃었거나 반응이 없는 경우, 호흡이 없거나 매우 어려워하는 경우, 심한 가슴 통증이 15분 이상 지속되는 경우, 갑작스러운 언어 장애나 마비 증상이 나타난 경우에는 주저하지 말고 즉시 119에 신고해야 합니다. 또한 심한 출혈이나 외상, 극심한 복통, 갑작스러운 의식 변화, 경련이나 발작, 자살이나 자해 시도, 중독이 의심되는 경우도 응급상황입니다. 이런 상황에서는 '좀 더 지켜보자'거나 '나아질 수도 있다'는 생각을 버리고 즉시 전문가의 도움을 요청해야 합니다.

거듭 강조했듯 고령자의 경우 평소와 확연히 다른 모습을 보이면 응급상황을 의심해야 합니다. 갑자기 말수가 줄어들거나 평소 하던 일을 못할 때, 식사를 거부하거나 잠만 자려고 하거나 성격이 갑자기 변한다면 모두 응급상황의 신호일 수 있습니다.

"괜찮다고 하시는데 신고해도 될까요?"라는 질문을 자주 받습니다.

고령자는 가족에게 부담을 주기 싫다는 이유로 아프다는 표현을 잘 하지 않습니다. 또한 인지 기능이 저하되어 있으면 자신의 상태를 정확히 판단하지 못할 수도 있습니다. 따라서 고령자 본인이 괜찮다고 해도 객관적으로 볼 때 평소와 다르다면 신고하는 것이 안전합니다.

망설여지는 상황에서는 119에 전화해서 상담을 받을 수도 있습니다. 상황을 설명하면 상황실에서 응급도를 판단해 출동 여부를 결정합니다. 신고를 안 해서 후회하는 것보다는 일단 신고하고 전문가의 의견을 듣는 것이 바람직합니다.

신고 시 꼭 전달해야 할 정보

가장 먼저 정확한 위치를 알려야 합니다. 주소를 정확히 말하고 아파트라면 동과 호수까지, 건물이라면 층수와 호실까지 구체적으로 알려야 합니다. 찾기 어려운 곳이라면 주변 랜드마크나 특징적인 건물을 함께 설명합니다.

다음으로 환자의 기본 정보를 전달합니다. 나이와 성별을 알린 뒤 현재 의식 상태를 설명합니다. "깨어 있음", "잠들어 있지만 깨움", "전혀 반응 없음" 등으로 구분해서 말하면 됩니다. 호흡 상태도 반드시 확인해야 합니다. "정상적으로 숨 쉼", "힘들어하며 숨 쉼", "숨을 안 쉼" 등으로 표현할 수 있습니다.

증상이 언제부터 시작되었는지도 매우 중요한 정보입니다. "30분 전부터", "2시간 전부터", "오늘 아침부터" 등 가능한 한 정확한 시간을 알려야 합니다. 특히 뇌졸중이나 심근경색 같은 경우 골든타임과 직결되는 정보이므로 더욱 중요합니다.

그다음 고령자 특성을 고려한 추가 정보들을 설명합니다. 고령자는 대부분 여러 가지 기저질환을 가지고 있으므로 주요 질환명을 알려주면 도움이 됩니다. "고혈압, 당뇨병이 있다", "심장병으로 치료받고 계시다" 등의 정보를 제공하면 구급대원이 현장에서 더 적절한 처치를 할 수 있습니다.

복용 중인 약물 정보도 알려야 합니다. 특히 혈액희석제(와파린, 아스피린 등), 혈압약, 당뇨병약, 심장약 등은 응급처치나 치료 방향을 결정하는 데 중요한 정보가 됩니다. 정확한 약물명을 모르더라도 "혈압약", "당뇨병약" 정도로 말하면 됩니다.

119 신고 시 꼭 전달해야 할 정보

1. 정확한 위치(주소, 랜드마크, 건물 이름)
2. 환자의 기본 정보(나이, 성별, 의식 상태)
3. 증상의 시작 시점
4. 기저질환과 과거 병력(고혈압 당뇨, 심장병, 뇌졸중, 수술 병력)
5. 복용 중인 약물

과거 병력도 가능한 한 알려 주는 것이 좋습니다. 이전에 뇌졸중이나 심근경색을 앓은 적이 있는지, 수술한 적이 있는지, 알레르기가 있는지, 원래 다니는 병원은 어디인지 등의 정보는 치료 계획을 세우는 데 참고가 됩니다. 하지만 이런 정보들을 다 모른다고 해서 신고를 주저할 필요는 없습니다. 기본 정보만 정확히 전달해도 충분합니다.

효과적인 의사소통 방법

119 상황실과 효과적인 대화를 하기 위해 가장 중요한 것은 **침착하게 말하는 것**입니다. 급박한 상황에서 빠르게 말하려고 하면 오히려 정보 전달이 어려워집니다. 천천히, 명확하게 말해야 상황실에서 정확히 이해할 수 있습니다.

질문에 순서대로 답변하는 것도 중요합니다. 119 상황실에서는 정해진 순서대로 질문을 합니다. 빠르고 정확한 정보 수집을 위한 체계이므로 이 질문 순서를 따라 하나씩 답변하는 것이 효율적입니다. 중간에 다른 정보를 끼워 넣으면 혼란만 가중될 수 있습니다.

환자에 대해 설명할 때는 구체적인 표현을 사용해야 합니다. "많이 아파해요"보다는 "10점 만점에 8점 정도로 아파해요", "좀 이상해요"보다는 "말이 어눌해지고 걸음걸이가 비틀거려요"라고 구체적으로 말하는 것이 좋습니다. 의학적 전문 용어를 모르더라도 일상적인 언어로 상세히 설명하면 됩니다.

환자 본인이 전화를 받을 수 있다면 직접 통화하게 하는 것도 좋습니다. 하지만 의식이 저하되어 있거나 말하기 어려워한다면 무리하지 말고 가족이나 주변 사람이 대신 설명해야 합니다. 환자를 달래면서 동시에 119와 통화하기 어렵다면 다른 사람에게 환자를 맡기고 조용한 곳에서 통화하는 것이 좋습니다.

평소 환자를 잘 아는 사람이 통화하는 것이 중요합니다. **평소와 어떻게 다른지**를 정확히 설명할 수 있기 대문입니다. 간병인이나 처음 만난 사람이 신고하는 경우라면 이런 점을 미리 알리고, 가족이나 잘 아는 사람과 연결해 달라고 요청할 수도 있습니다.

가장 흔한 실수는 감정이 앞서서 상황 설명을 제대로 하지 못하는 것입니다. "빨리 와 주세요!", "큰일 났어요!"만 반복하면 정작 필요한 정보는 전달되지 않습니다. 또 다른 실수는 여러 사람이 동시에 말하는 것입니다. 통화하는 사람 옆에서 다른 사람들이 각자 말을 보태면 상황실에서는 어떤 말을 들어야 할지 알 수 없습니다. 한 사람이 대표로 통화하고 나머지는 조용히 해야 합니다.

차분한 상황에서 읽으면 당연해 보이는 내용이지만, 막상 위급한 상황에 처해서 당황하면 주의 사항을 떠올리기 어렵습니다. 따라서 119 신고 시 필요한 정보를 올바르게 전달하는 방법을 미리 연습해 보는 것을 권합니다.

올바른 신고 예시는 다음과 같습니다.

상황실 | **신고자**

상황실: 119 안전신고센터입니다.

신고자: 응급환자 신고합니다.

상황실: 어디서 무슨 일이 일어났습니까?

신고자: 서울시 ○○구 ○○로 123 ○○ 아파트 101동 505호인데, 어르신이 갑자기 말을 못하세요.

상황실: 환자분 나이와 성별은?

신고자: 75세 남자분이세요.

상황실: 의식은 있나요?

신고자: 네, 깨어 계시지만 제 말을 못 알아들으시는 것 같아요.

상황실: 호흡은 어떤가요?

신고자: 숨은 쉬고 계세요.

상황실: 언제부터 증상이 나타났나요?

신고자: 대략 20분 전부터 갑자기 말이 어눌해지더니 지금은 아예 말을 못하세요. 그리고 오른쪽 팔에 힘이 없는 것 같아요.

상황실: 다른 질환이 있나요?

신고자: 고혈압 때문에 약을 드시고 계세요.

이렇게 상황실의 질문에 차근차근 답변하고 환자의 의식 상태와 증상에 대해 구체적으로 알려 주면 상황실에서 뇌졸중을 의심하고 적절한 장비를 준비해서 출동할 수 있습니다.

신고 후 해야 할 일들

119 신고를 마친 뒤에는 구급대가 상황 발생 장소를 쉽게 찾을 수 있도록 준비해야 합니다. 아파트나 건물 입구에 사람을 배치해서 구급대원에게 위치를 안내하거나 엘리베이터를 아래층에 대기시켜 두는 것이 좋습니다. 집 앞에 불을 켜 두거나 문을 열어 두면 구급대원이 빠르게 접근할 수 있습니다.

환자 주변을 정리하는 것도 중요합니다. 구급대원이 환자에게 접근할 수 있도록 주변을 치우고, 들것이 이동할 수 있는 공간을 확보해야 합니다. 다만 환자를 함부로 움직이면 위험할 수 있으므로 환자의 주변만 정리하는 것이 안전합니다.

필요한 물품들을 미리 준비해 두는 것도 좋습니다. 환자의 신분증, 건강보험증, 복용 중인 약물, 과거 진료 기록 등을 준비해 두면 병원에서 빠른 진료가 가능합니다. 특히 약물 목록은 치료 방향을 결정하는데 매우 중요한 정보입니다.

병원 이송 시에는 보호자 한 명이 동행하는 것이 좋습니다. 구급차에서 환자의 상태 변화를 지켜보고 병원 도착 후에는 의료진에게 자세한 정보를 제공할 수 있습니다. 구급차 안에서는 구급대원의 지시에 따라야 하고, 응급처치에 방해되지 않도록 주의해야 합니다.

Chapter 2

3줄 요약

1 골든타임은 환자의 생명을 구하고 후유증을 줄일 수 있는 결정적인 시간대를 뜻합니다.

2 고령자는 회복력과 치료 여력이 낮기 때문에 골든타임 내 대응이 더욱 중요합니다.

3 응급상황을 빠르게 인지하고 정확하게 119 신고를 하는 것이 환자의 예후를 좌우합니다.

체크 포인트

+ 뇌졸중 골든타임은 3~4.5시간, 심근경색 골든타임은 90분!
+ 말이 어눌해지거나 편측 마비, 의식 저하, 심한 가슴 통증이 발생한 경우 즉시 119에 신고하기
+ 본인이 살고 있는 지역의 응급실 이름과 위치 알아 두기

Part 2

주요 응급상황별 대응법

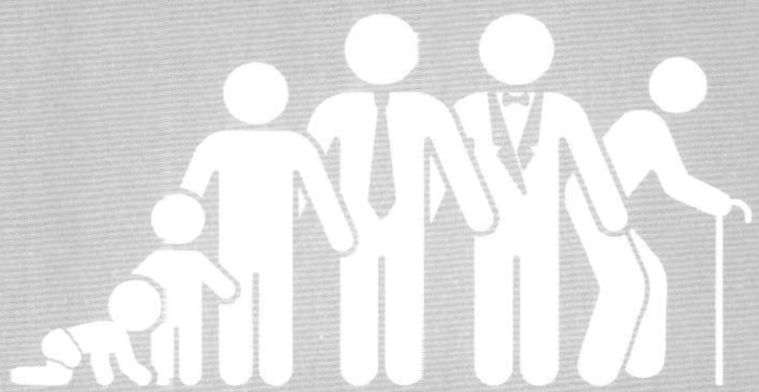

Chapter 3

응급처치 기본 원칙

첫 번째 원칙: 안전 확보

상황 4

65세 김 할머니는 아파트 엘리베이터에서 같은 층에 사는 72세 박 할아버지가 갑자기 쓰러지는 것을 보았습니다. 놀란 김 할머니는 즉시 할아버지를 일으켜 세우려고 했습니다. 그런데 할아버지를 끌어 올리다가 할머니도 허리를 삐끗하며 함께 넘어지고 말았습니다. 결국 환자 한 명이던 상황이 환자 두 명으로 바뀌었고, 구급대원들은 더 복잡한 상황을 처리해야 했습니다. 김 할머니는 선행을 베풀다가 본인도 환자가 되고 말았죠.

응급상황에서 환자를 도우려다 오히려 자신이 다치거나 환자의 상태를 더 악화시키는 경우가 의외로 많습니다. 특히 고령자가 고령자를 돕는 상황에서는 이 같은 위험이 더욱 커집니다.

응급처치의 첫 번째 원칙은 **자신의 안전 확보**입니다. 이것은 이기적인 생각이 아닙니다. 구조자가 다치면 환자에게 도움을 줄 사람이 없어지고 환자는 더욱 위험한 상황에 처하게 됩니다. 안전 확보는 환자를 위해서도, 구조자를 위해서도 반드시 필요한 첫 번째 원칙입니다.

환자와 구조자 보호

❶ 구조자 안전 보호

응급상황에서 구조자가 환자가 되지 않기 위해서는 구조자 본인의 신체적 능력을 정확히 파악하고, 할 수 있는 범위 내에서만 도움을 주어야 합니다. 특히 고령자의 경우 젊은 사람에 비해 체력과 순발력이 떨어지므로 더욱 신중해야 합니다.

무거운 환자를 혼자 들어 올리려 하거나 좁은 공간에서 무리한 자세로 구조 작업을 하다가 허리나 무릎을 다치는 경우가 많습니다. 이런 상황에서는 다른 사람의 도움을 요청하거나 전문 장비의 도움을 기다리는 것이 좋습니다. 또한 혈액이나 체액에 직접 접촉하지 않도록 장갑을 끼거나 천으로 감싸는 등의 보호 조치를 취해야 합니다.

정신적 충격도 고려해야 합니다. 응급상황은 스트레스가 매우 높은 상황이므로 구조자도 정신적 충격을 받을 수 있습니다. 특히 출혈이 많거나 심각한 외상을 본 경우에는 더욱 그렇습니다. 이런 경우 무리하지 말고 다른 사람에게 도움을 요청하거나 119 상황실의 지시를 받아 가며 대응하는 것이 좋습니다.

❷ 환자 안전 보호

환자의 안전을 확보하는 것은 구조자의 안전 다음으로 중요합니다. 환자가 추가적인 위험에 노출되지 않도록 보호막을 만들어 주거나 안전한 곳으로 옮겨야 하는 경우도 있습니다. 하지만 환자를 함부로 이동시키면 부상이 더 악화될 수 있으므로 매우 신중해야 합니다.

의식이 없는 환자의 경우 기도를 확보해야 합니다. 토사물이나 이물질로 인해 기도가 막히지 않도록 주의하고, 혀가 뒤로 말려 들어가지 않도록 해야 합니다. 다만 목 부상이 의심되는 경우에는 함부로 목을 움직이면 안 됩니다.

외부 환경으로부터 환자를 보호하는 것도 중요합니다. 추위나 더위, 비나 눈 등으로부터 환자를 보호하고, 호기심 많은 구경꾼들로부터 환자의 프라이버시를 지켜 주어야 합니다. 특히 고령자의 경우 체온 조절 능력이 떨어져서 환경적 요인에 더 민감하므로 각별한 주의가 필요합니다.

2차 사고 예방

2차 사고란 최초 응급상황 이후에 발생하는 추가적인 사고를 말합니다. 예를 들어 교통사고 현장에서 구조 작업 중에 사람이 다른 차에 치이는 사고, 화재 현장에서 구조 중에 추가 폭발이 발생하는 사고, 건물 붕괴 현장에서 구조 중에 추가 붕괴가 일어나는 사고 등이 있습니다.

2차 사고를 예방하려면 현장 상황을 지속적으로 모니터링해야 합니다. 처음에 안전하다고 판단했던 상황도 시간이 지나면서 위험해질 수 있습니다. 날씨가 악화되거나 구조물이 더 손상되거나 화재가 확산되거나, 교통량이 증가하는 등의 변화가 있을 수 있습니다. 이런 변화를 빠르게 감지하고 대응해야 2차 사고를 예방할 수 있습니다.

주변 사람들과의 협조도 중요합니다. 구경꾼이 너무 많이 몰려들면 구조 작업에 방해가 되고 추가 사고의 위험도 커집니다. 사람들이 적절한 거리를 유지하도록 안내하고, 도움이 필요한 경우에만 참여하도록 해야 합니다. 무엇보다 119나 경찰 등 전문기관의 지시에 따라 질서를 유지하는 것이 중요합니다.

교통사고 현장에서는 안전 삼각대나 비상등을 설치하고, 가능하면 사고 차량을 안전한 곳으로 이동시켜야 합니다. 하지만 부상자가 있는 경우에는 함부로 차량을 움직이지 않고 전문가의 판단을 받아야 합니다.

화재 현장에서는 바람의 방향과 화재의 확산 속도를 주의 깊게 관찰해야 합니다. 폭발 위험이 있는 물질이나 가스통 등이 있는지도 확인해야 하지만 연기로 인한 질식 위험이 있으므로 적절한 보호장비 없이는 화재 현장에 접근하지 않는 것이 안전합니다.

의료진이나 구급대가 도착하면 현장 지휘권을 넘겨 줍니다. 전문가들이 체계적으로 구조 작업을 진행할 수 있도록 협조하고 지시 사항에 따라 행동해야 합니다. 이때 최초 목격자로서 정보를 정확히 전달하는 것이 구조 작업에 큰 도움이 됩니다.

두 번째 원칙: 의식과 맥박, 호흡 확인

상황 5

구급대원 김씨는 20년 경력의 베테랑이지만 얼마 전 경험한 사례를 잊을 수 없습니다. 80세 할머니에 대한 신고를 받고 현장에 도착했을 때 가족들은 "의식이 없다"고 했습니다. 하지만 김씨가 확인해 보니 할머니는 깊게 잠들어 있을 뿐이었고, 큰 소리로 부르자 눈을 뜨며 "왜 이렇게 시끄러워?"라고 대답했습니다. 반면 며칠 후 비슷한 신고를 받고 간 현장에서는 정반대 상황이 벌어졌습니다. 가족들은 "잠들어 계시는 것 같다"고 했지만 실제로는 경련 후 의식을 잃은 상태였습니다. 아무리 큰 소리로 불러도, 어깨를 흔들어도 전혀 반응이 없었습니다.

두 사례는 환자의 의식 상태를 정확히 평가하는 것이 얼마나 중요하고도 어려운 일인지를 보여 줍니다. 특히 고령자의 경우 평소에도 반응이 느리거나 청력이 떨어진 탓에 부르는 소리를 못 들을 수 있어서 의식 확인이 더욱 까다롭습니다. 하지만 정확한 방법을 알면 누구나 생명의 신호를 판단할 수 있습니다.

의식 평가의 기본 원리와 단계적 평가 방법

❶ 의식의 정의와 상태

의식이란 외부 자극에 대해 적절히 반응할 수 있는 뇌의 기능을 말합니다. 뇌는 우리 몸의 모든 기능을 통제하는 중추기관이므로 의식 상태를 통해 뇌 기능의 정상 여부를 빠르게 파악할 수 있습니다. 의식이 떨어진다는 것은 뇌에 심각한 문제가 발생했다는 신호이므로 즉시 응급처치가 필요합니다.

의식 상태는 크게 네 단계로 나눌 수 있습니다. 첫 번째는 명료한 의식 상태로, 질문에 정확하게 답하고 상황을 제대로 인식하는 상태입니다. 두 번째는 기면 상태로, 평소보다 반응이 느리고 집중력이 떨어지지만 자극을 주면 깨어나는 상태입니다. 세 번째는 혼미 상태로, 강한 자극에만 반응하고 자극이 없으면 다시 의식을 잃는 상태입니다. 네 번째는 혼수상태로, 어떤 자극에도 의미 있는 반응을 보이지 않는 상태입니다.

의식 상태	특징
명료	질문에 정확하게 대답, 상황을 제대로 인식
기면	평소보다 느린 반응, 목소리에 의식이 깨어나지만 말을 걸지 않으면 다시 의식이 흐려지는 상태
혼미	목소리에는 반응이 없고 강한 통증 자극에 반응
혼수	어떠한 자극에도 의미 있는 반응을 보이지 않음

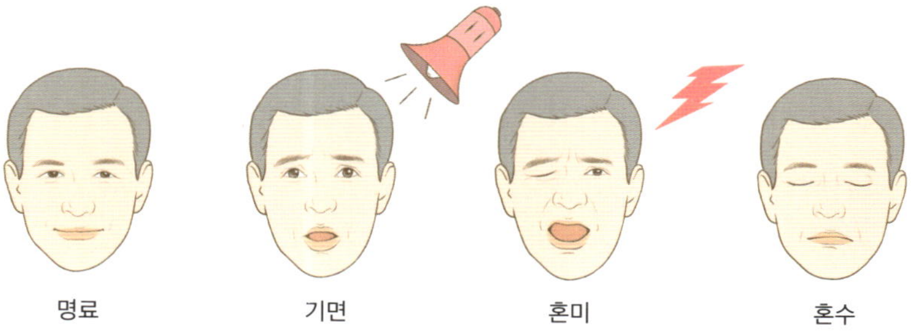

의식 수준 구분

❷ 고령자 의식 평가 시 고려사항

고령자는 평소에도 반응 속도가 느릴 수 있어서 의식 저하와 구분하기 어렵기도 합니다. 또한 청력이나 시력이 떨어져서 자극을 제대로 인지하지 못할 수도 있습니다. 치매나 인지 기능 저하가 있는 경우에는 평소 의식 수준이 어느 정도인지를 알아야 정확한 평가가 가능합니다.

약물의 영향도 고려해야 합니다. 수면제나 진통제, 혈압약 등 고령자가 복용하는 많은 약물들이 의식 수준에 영향을 줄 수 있습니다. 특히 새로 시작한 약이나 용량을 바꾼 약이 있다면 이로 인한 의식 변화일 가능성도 있습니다.

환경적 요인도 중요합니다. 고령자는 환경 변화에 민감하므로 낯선 곳에서는 평소보다 반응이 떨어질 수 있습니다. 또한 체온이나 혈당, 산소 농도 등의 변화에도 의식이 영향을 받기 쉽습니다. 이처럼 다양한 요소들을 종합적으로 고려해야 정확한 평가를 할 수 있습니다.

❸ 단계적 접근 방법

약한 자극부터 시작해서 점차 강한 자극으로 의식 확인을 진행해야 합니다. 갑작스럽게 강한 자극을 주면 환자를 놀라게 하거나 부상을 입힐 수 있기 때문입니다.

첫 번째 단계는 시각적 관찰입니다. 환자의 전체적인 모습을 살펴보고 자발적인 움직임이 있는지, 눈을 뜨고 있는지, 표정에 변화가 있는지 확인합니다. 정상적으로 잠든 것 같은 모습인지 부자연스럽게 축 늘어진 상태인지에 대한 구분도 중요합니다.

두 번째 단계는 청각적 자극입니다. 평상시 목소리로 환자의 이름을 부르거나 "괜찮으세요?"라고 물어봅니다. 고령자의 경우 청력이 떨어져서 작은 소리를 못 들을 수 있으므로 반응이 없으면 좀 더 큰 소리로 불러 봅니다. 갑자기 고함을 지르면 안 되고 점차적으로 소리를 키워 가며 확인해야 합니다.

세 번째 단계는 촉각적 자극입니다. 어깨를 가볍게 두드리거나 손을 잡고 흔들어 봅니다. 이때도 처음에는 부드럽게 시작해서 점차 강하게 자극합니다. 팔다리를 꼬집어 본 다음 복장뼈를 주먹으로 문질러도 반응이 없다면 혼수라고 판단해야 합니다. 다만 고령자의 경우 뼈가 약하므로 너무 세게 흔들면 부상을 입을 수 있으므로 주의해야 합니다.

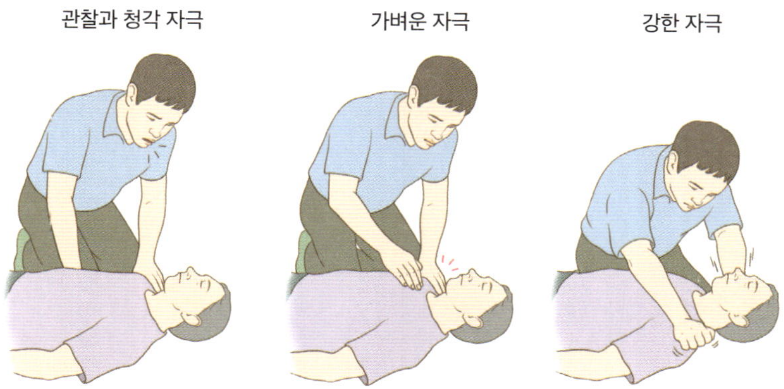

의식 확인의 단계적 접근 방법

❹ 그 외 고려사항

환자의 의식을 확인할 때 반응을 기록해 두면 더 좋습니다. 환자가 자극에 어떻게 반응하는지를 자세히 관찰하고 기록합니다. 눈을 뜨는지, 말로 대답하는지, 몸짓으로 반응하는지, 자극을 피하려고 하는지 등을 확인합니다. 반응이 적절한지 부적절한지도 중요합니다. 예를 들어 이름을 부르면 고개를 돌려서 쳐다보는 것은 적절한 반응이지만 초점 없이 눈만 뜨고 있는 것은 부적절한 반응입니다.

반응 시간도 중요한 정보입니다. 자극을 준 후 얼마나 빨리 반응하는지, 자극을 멈추면 다시 원래 상태르 돌아가는지를 관찰합니다. 정상적인 사람은 자극에 즉시 반응하고 자극이 없어도 의식을 유지하지만, 의식이 저하된 사람은 반응이 느리고 자극이 없으면 다시 의식을 잃습니다.

119에 신고할 때나 의료진에게 인계할 때 환자에 대한 기록을 함께 전달하면 좋습니다. 메모 내용은 "큰 소리로 부르면 눈을 뜨지만 말로는 대답하지 않음", "어깨를 흔들면 고개를 돌리지만 곧 다시 의식을 잃음" 등으로 구체적일수록 의료진이 환자의 상태를 빠르게 파악하는 데 도움이 됩니다.

호흡 확인 방법

❶ 정상과 비정상 구별법

정상 호흡과 비정상 호흡에 대해 알아보겠습니다. 정상적인 호흡은 규칙적이고 조용하며 별다른 노력 없이 이루어집니다. 성인의 경우 분당 12~20회 정도가 정상 범위이지만 고령자는 이보다 약간 빠를 수 있습니다. 가슴이 규칙적으로 올라갔다 내려갔다 하고, 숨소리가 거칠지 않으며, 호흡할 때 특별한 자세를 취하지 않는 것이 정상입니다.

비정상적인 호흡에는 여러 종류가 있습니다. 빈호흡은 분당 24회 이상으로 빨리 숨 쉬는 것이고, 서맥성 호흡은 분당 8회 이하로 느리게 숨 쉬는 것입니다. 불규칙한 호흡은 호흡 간격이 일정하지 않거나 깊이가 들쭉날쭉한 경우입니다. 노력성 호흡은 숨 쉬기 위해 목이나 어깨 근육을 사용하거나 특별한 자세를 취하는 경우입니다.

❷ 실제 호흡을 확인하는 방법

보고, 듣고, 느끼는 세 가지 방법을 동시에 사용하는 것이 가장 정확합니다. 먼저 환자의 가슴이 올라갔다 내려갔다 움직이는지 눈으로 관찰합니다. 옷이 두꺼워서 가슴 움직임을 보기 어렵다면 배의 움직임을 관찰할 수도 있습니다.

귀로 듣는 것도 중요합니다. 환자의 입이나 코 근처에 귀를 가져다 대고 호흡 소리를 들어 봅니다. 정상적인 호흡은 조용한 소리가 나지만 비정상적인 호흡은 쌕쌕거리거나 그르렁 소리가 나거나 코 고는 소리가 날 수 있습니다. 전혀 소리가 나지 않는다면 호흡이 멈췄을 가능성이 있습니다.

손으로 느끼는 방법도 있습니다. 환자의 입이나 코 앞에 손바닥을 대고 날숨을 감지해 봅니다. 또는 가슴에 손을 대고 가슴의 움직임을 직접 확인할 수도 있습니다. 이때 너무 세게 누르면 호흡을 방해할 수 있으므로 가볍게 올려놓기만 합니다.

호흡 확인은 최소 10초 이상 해야 정확합니다. 호흡이 불규칙한 경우에는 더 오래 관찰해야 할 수도 있습니다. 시간을 재면서 호흡 횟수를 세어 보는 것도 좋은 방법입니다. 10초간 호흡 횟수를 세고 6을 곱하면 1분간 호흡수를 계산할 수 있습니다.

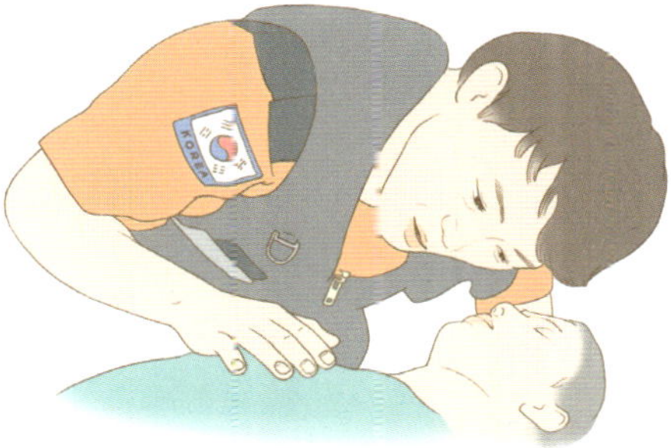

가슴 움직임을 보고, 호흡 소리를 듣고, 손으로 감지하여 호흡 확인

맥박 체크

❶ 맥박이란?

맥박은 심장이 뛰고 있다는 직접적인 증거이므로 의식, 호흡과 함께 확인해야 할 중요한 생체 징후입니다. 고령자의 경우 혈관이 굳어 있거나 혈압이 낮아서 맥박을 찾기 어려울 수 있지만 정확한 위치와 방법을 알면 누구나 확인할 수 있습니다.

❷ 맥박 확인 위치와 방법

가장 쉽게 맥박을 확인할 수 있는 곳은 목의 경동맥입니다. 목 앞쪽 중앙의 연골 옆으로 2~3cm 떨어진 지점을 지그시 누르면 맥박이 느껴집니다. 해당 부위에 검지와 중지 두 손가락을 나란히 대고 가볍게 눌러 줍니다. 너무 세면 혈관이 눌려서 맥박을 느낄 수 없고, 너무 약하게 누르면 맥박이 잘 느껴지지 않으므로 적당한 압력을 가해야 합니다. 너무 세게 누를 경우 뇌로 가는 혈류를 차단할 수 있으며, 절대로 양쪽을 동시에 누르면 안 됩니다. 손목의 요골 동맥에서도 맥박이 잘 느껴집니다. 손목 안쪽, 엄지손가락 쪽 힘줄 바로 옆에서 맥박을 느낄 수 있습니다. 그 외에 사타구니 정중앙에서 느껴지는 대퇴 동맥이나 발등의 위쪽 1/3 지점 엄지발가락과 둘째 발가락 사이 족배 동맥에서도 맥박을 확인할 수 있습니다. 손으로 판단하는 것이 어렵다면 스마트워치 등의 기기를 이용해 더욱 정확하게 맥박을 측정할 수 있습니다.

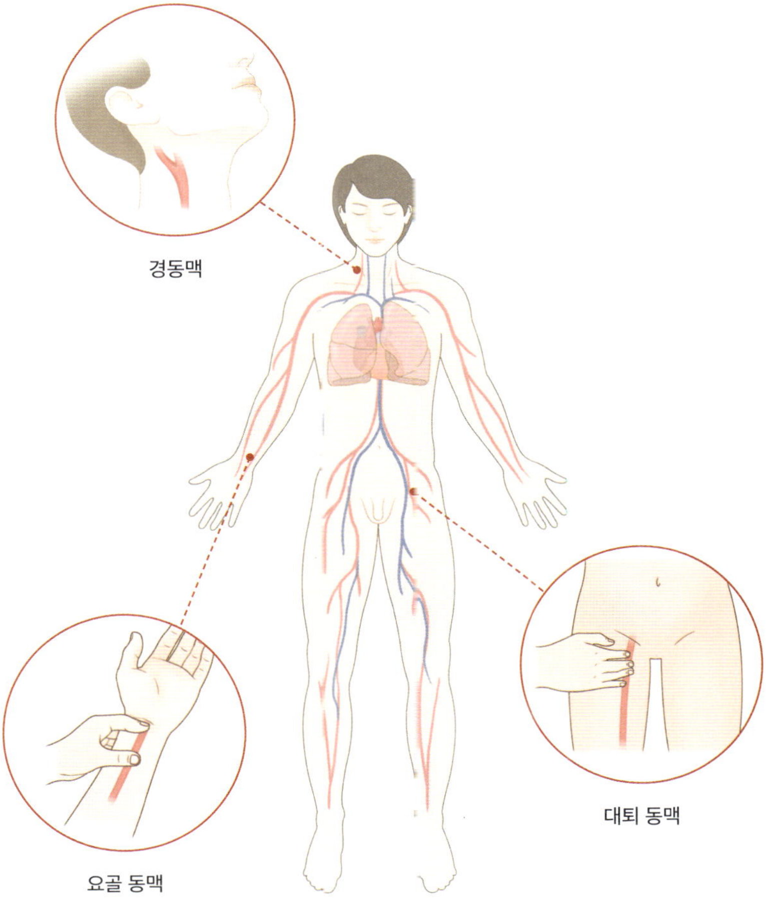

맥박 측정 부위와 맥박 확인 가능한 3가지 동맥

맥박을 확인할 때는 규칙성과 강도, 빠르기를 모두 살펴야 합니다. 정상적인 맥박은 규칙적이고 일정한 강도로 분당 60~100회 정도 뜁니다. 고령자는 이보다 약간 느릴 수 있습니다. 맥박이 불규칙하거나, 너무 빠르거나 느리거나, 매우 약하거나 강하다면 심장에 문제가 있을 가능성이 있습니다. 맥박이 느껴지지 않거나 찾기 힘들다면 심정지 상태일 가능성이 있으므로 다음 내용을 참고하여 즉각적으로 대응해야 합니다.

고령자 특성을 고려한 평가 요령

고령자의 의식과 호흡을 평가할 때는 젊은 사람과는 다른 접근이 필요합니다. 가장 중요한 것은 평소 상태와 비교하는 것입니다. 치매가 있는 고령자라면 평소에도 반응이 느리고 대화가 어려울 수 있으므로 보호자를 통해 현재 상태가 평소와 얼마나 다른지 먼저 확인해야 합니다.

신체적 특성도 고려해야 합니다. 고령자는 청력이 떨어질 수 있으므로 좀 더 크고 명확하게 말해야 합니다. 시력이 떨어진 경우에는 시각적 자극보다는 촉각, 청각적 자극이 더 효과적일 수 있습니다. 또한 관절이 뻣뻣해서 움직임이 제한될 수 있으므로 이것을 의식 저하로 오해하지 않아야 합니다.

따라서 고령자를 평가할 때는 충분한 시간을 가지고 천천히 살피도록 합니다. 반응 속도가 느릴 수 있으므로 자극을 준 후 충분히 기다립니다. 성급하게 판단하지 않고 여러 번 확인해 보는 것이 정확한 평가에 도움이 됩니다.

응급상황 판단과 대응

의식과 호흡, 맥박을 확인한 결과에 따라 응급도를 판단하고 적절한 대응을 해야 합니다.

❶ 의식, 호흡, 맥박 모두 없을 때

가장 위험한 심정지 상태입니다. 즉시 119에 신고하고 심폐소생술을 해야 합니다. 전문 의료진이 도착할 때까지 계속해서 가슴 압박을 시행합니다(116~127쪽 참고).

❷ 의식은 없지만, 호흡과 맥박은 있을 때

이 경우에는 기도를 확보하고 회복 자세를 취해 주는 것이 중요합니다. 혀가 뒤로 말려 들어가서 기도를 막지 않도록 턱을 들어 주고, 토사물이 기도로 들어가지 않도록 옆으로 눕힙니다. 하지만 목 부상이 의심되는 경우에는 함부로 자세를 바꾸면 안 됩니다.

❸ 의식은 있지만, 호흡이 이상할 때

이 경우에는 편안한 자세를 취해 주고 호흡을 관찰합니다. 앉은 상태에서 호흡하기 편한 경우가 많으므로 환자가 원하는 자세를 취하게 도와줍니다. 옷의 단추 등을 느슨하게 풀어 주고 신선한 공기를 마실 수 있도록 창문을 여는 것도 도움이 됩니다.

❹ 의식과 호흡이 모두 정상일 때

의식과 호흡이 모두 정상인 것 같지만 평소와 다른 모습을 보인다면 계속 관찰하면서 변화를 지켜봐야 합니다. 갑자기 악화될 수 있으므로 혼자 두지 말고 누군가가 계속 곁에 있어야 합니다. 또한 정기적으로 의식과 호흡을 다시 확인해서 변화가 있는지 살펴봐야 합니다.

이 중에서 어떤 상황이든 119에 신고하는 것이 안전합니다. 전문가가 판단해서 응급상황이 아니라고 하면 다행이지만, 골든타임을 놓치면 생명을 잃을 수 있습니다. 특히 고령자의 경우 급격히 악화될 가능성이 높으므로 의심스럽다면 망설이지 말고 신고해야 합니다.

중요한 것은 보호자가 완벽한 평가를 하는 것이 아니라 안전하고 신속하게 기본적인 정보를 파악하는 것입니다. 일반인이 할 수 있는 평가에는 한계가 있지만, 그 안에서 최대한 정확한 정보를 얻어서 전문가에게 전달하는 것이 목표입니다.

평소에 미리 연습해 두면 실제 응급상황에서 당황하지 않고 체계적으로 대응할 수 있습니다. 가족 중 고령자가 있다면 평소 상태를 잘 알아 두는 것이 중요합니다. 응급상황에서는 **평소와 얼마나 다른가**가 가장 중요한 판단 기준이 되기 때문입니다. 생명의 신호를 정확히 읽는 능력은 사랑하는 사람을 지키는 가장 기본적이고 중요한 기술입니다.

Chapter 3

3줄 요약

1 응급상황에서는 자신과 환자의 안전을 먼저 확보해야 합니다.

2 고령자의 특성을 고려하며 의식, 호흡, 맥박을 차분히 확인합니다.

3 상황에 따라 적절한 조치를 빠르게 선택하고 119에 신고합니다.

체크 포인트

+ 보고, 말하고, 듣고, 자극을 주면서 환자의 의식 확인하기
+ 숨 쉬는 모습을 관찰하고, 코에 귀를 대 보며 호흡 확인하기
+ 경동맥, 요골 동맥, 대퇴 동맥을 지그시 눌러서 맥박 확인하기

Chapter 4

뇌졸중
: 뇌가 보내는 경고

뇌졸중 초기 증상 인식

상황 6

75세 최 할머니는 일요일 오전 10시 교회에서 갑자기 말을 더듬기 시작했습니다. 처음에는 긴장해서 그런가 보다 생각했지만 시간이 지날수록 말이 어눌해지고 오른쪽 팔에 힘도 빠지기 시작했습니다. 옆에 앉은 권사님이 F.A.S.T 검사를 해 보니 분명히 뇌졸중 증상이었습니다. 즉시 119에 신고하여 증상 시작 후 1시간 30분 만에 병원에 도착했고, 2시간 만에 혈전용해제 치료를 받을 수 있었습니다. 그 결과 할머니는 별다른 후유증 없이 완전히 회복되었습니다.

하지만 78세 박 할아버지의 경우는 달랐습니다. 집에서 어지럽다고 말하며 소파에 누우셨고, 평소 건강 상식 관련된 책에서 본 이석증일 거라고 판단했습니다. 몇 시간 후 말이 이상해지고 한쪽 팔다리에 힘이 없어진 후에야 병원에 갔지만 이미 골든타임을 놓친 후였습니다. 결국 반신마비와 언어 장애가 후유증으로 남게 되었습니다.

두 사례의 차이는 무엇일까요? 바로 뇌졸중 초기 증상을 얼마나 빨리, 정확하게 인식했느냐의 차이입니다.

뇌졸중은 뇌혈관이 막히거나(뇌경색) 터지는(뇌출혈) 질환으로, 뇌세포가 분당 190만 개씩 죽어 가는 응급상황입니다. 하지만 증상 시작 후 3~4.5시간 이내에 적절한 치료를 받으면 뇌 손상을 최소화하고 후유증을 크게 줄일 수 있습니다.

문제는 뇌졸중 증상이 드라마에서처럼 갑자기 쓰러지는 형태로만 나타나지 않는다는 점입니다. 특히 고령자는 '좀 이상하다' 싶은 정도의 미묘한 증상으로 시작하는 경우가 많습니다. 그래서 많은 사람들이 초기 증상을 알아채지 못하고 골든타임을 놓치게 됩니다. 뇌졸중 초기 증상을 정확히 아는 것은 곧 생명을 구하고 삶의 질을 지키는 일입니다.

F.A.S.T: 뇌졸중 선별검사

F.A.S.T 검사는 뇌졸중의 주요한 전조 증상을 누구나 쉽게 확인할 수 있도록 고안된 방법입니다. F는 Face(얼굴), A는 Arms(팔), S는 Speech(언어), T는 Time(시간)을 의미합니다. 이 네 가지 기준에 따라 증상을 확인하면 뇌졸중을 80~90% 정도 정확하게 진단할 수 있다고 알려져 있습니다.

특별한 도구나 전문 지식 없이 몇 분 안에 검사해 볼 수 있고, 고령자도 쉽게 따라 할 수 있는 간단한 동작들로 구성되어 있어서 실용적입니다. 정확한 방법을 따라 F.A.S.T를 차근차근 확인해 보고, 필요시 활용할 수 있도록 기억해 두세요.

Face	Arms	Speech	Time
한쪽 얼굴 마비	한쪽 팔다리 마비	발음 부정확	빠른 신고

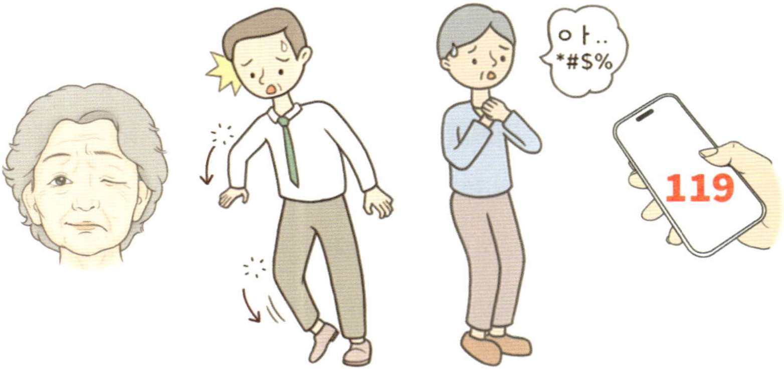

Face(얼굴) 검사는 안면 마비를 확인하는 것입니다. 환자에게 "활짝 웃어 보세요" 또는 "이를 보여 주세요"라고 요청합니다. 정상적이라면 양쪽 입꼬리가 똑같이 올라가고 이가 고르게 보여야 합니다. 하지만 뇌졸중이 있으면 한쪽 얼굴 근육에 마비가 와서 입꼬리가 한쪽으로 돌아가거나 한쪽 눈꺼풀이 처지거나 웃을 때 얼굴이 비대칭적으로 변합니다.

주의할 점은 원래 틀니를 하고 있거나 치아 상태가 좋지 않아서 평소에도 입 모양이 비대칭일 수 있다는 것입니다. 그렇기에 이때도 평소 모습과 비교해서 갑작스러운 변화가 있는지 확인하는 것이 중요합니다. 또한 "눈을 감아 보세요"라고 했을 때 한쪽 눈꺼풀이 완전히 감기지 않는다면 이것도 안면 마비의 신호입니다.

Arms(팔) 검사는 팔의 마비를 확인하는 것입니다. 환자에게 "두 팔을 앞으로 쭉 뻗어서 손바닥을 하늘로 향하게 하고 10초간 유지해 보세요"라고 요청합니다. 정상적이라면 두 팔이 같은 높이를 유지해야 하지만, 뇌졸중이 있으면 마비된 쪽의 팔이 아래로 떨어지거나 안쪽으로 돌아갑니다. 고령자의 경우 관절염이나 어깨 질환으로 원래 팔을 잘 올리지 못할 수도 있으므로 양쪽 팔의 차이를 비교하는 것이 중요합니다.

Speech(언어) 검사는 말하기 능력을 확인하는 것입니다. "나는 서울아산병원에 있다" 정도의 간단한 문장을 따라 말해 보게 하거나 "지금이 어떤 계절인지 말씀해 보세요"라고 질문해 봅니다. 뇌졸중이 있으면 말이 어눌해지거나 단어를 찾지 못하고, 이상한 말을 하거나 아예 말을 하지 못할 수 있습니다.

고령자는 치매나 인지 기능 저하로 평소에도 말하기 어려운 경우가 있으므로 평소와 비교해서 갑작스러운 변화가 있는지 확인해야 합니다. 또한 보청기를 사용하는 경우 질문을 잘 듣지 못할 수도 있으므로 큰 소리로 명확하게 말해야 합니다.

Time(시간)은 위의 세 가지 검사 중에서 하나라도 이상이 있으면 즉시 119에 신고하라는 뜻입니다. 좀 더 지켜보자거나 나아질 수도 있다고 생각하지 말고 바로 응급처치를 시작해야 합니다. 뇌졸중에서는 매분 매초가 소중하기 때문입니다.

여성 고령자의 비전형적인 증상

❶ 비전형적 증상, 극심한 두통

연구에 따르면 여성은 남성에 비해 뇌졸중 초기에 비전형적인 증상을 보이는 경우가 많습니다. 특히 고령 여성에게서 이런 경향이 더욱 뚜렷합니다. 전형적인 편마비나 언어 장애 대신 두통, 어지럼증, 구토, 의식 저하, 전신 쇠약 등의 증상으로 나타날 수 있습니다.

여성 고령자가 특히 주의해야 할 증상은 갑작스럽고 심한 두통입니다. "지금까지 경험해 본 적 없는 극심한 두통"이라고 표현하는 경우가 많으며, 이는 뇌출혈의 신호일 수 있습니다. 평소 두통이 없던 분이 갑자기 심한 두통을 호소하거나 평소와 양상이 완전히 다른 두통을 호소한다면 뇌졸중을 의심해야 합니다.

구토나 어지럼증도 여성 뇌졸중 환자에게서 흔히 나타나는 증상입니다. 많은 사람들이 '체한 것 같다' 또는 '멀미하는 것 같다'고 생각해서 소화제를 먹거나 누워서 쉬려고 합니다. 하지만 갑작스럽게 나타난 심한 어지럼증이나 구토, 특히 걸을 대 비틀거리거나 중심을 잡기 어려운 증상이 함께 나타난다면 뇌간이나 소뇌의 뇌졸중을 의심해야 합니다.

❷ 호르몬과 기저질환의 영향

여성 호르몬은 뇌졸중과 연관성이 있다고 알려져 있는데, 폐경 후 여성 호르몬인 에스트로겐이 급격히 감소하면서 뇌졸중 위험이 증가합니다. 에스트로겐은 혈관을 보호하는 역할을 하는데, 이것이 감소하면 혈관이 딱딱해지고 혈전이 생기기 쉽습니다. 따라서 폐경 후 여성, 특히 70세 이후 고령 여성의 뇌졸중 위험이 높아집니다.

여성 고령자는 남성에 비해 심방세동이라는 부정맥이 더 흔합니다. 심방세동이 있으면 심장에서 혈전이 생겨서 뇌로 가는 색전성 뇌졸중의 위험이 높아집니다. 갑작스럽게 가슴이 두근거리거나 숨이 차고 가슴이 답답한 증상과 함께 뇌졸중 의심 증상이 나타난다면 심장 원인의 뇌졸중일 수 있습니다.

우울증이나 불안증이 있는 여성 고령자의 경우 뇌졸중 증상을 정신적인 문제로 오인하기 쉽습니다. '스트레스 때문에' 또는 '우울해서 말이 없다'라고 생각하기 쉽지만 갑작스러운 행동 변화나 성격 변화, 말수 감소 등은 뇌졸중의 신호일 수 있습니다. 특히 우뇌 뇌졸중에서는 좌측 공간을 무시하는 증상이나 판단력 저하 등이 나타날 수 있어서 더욱 주의해야 합니다.

TIA(일과성 뇌허혈)의 중요성

❶ TIA란?

TIA^Transient Ischemic Attack^는 일시적으로 뇌혈관이 막혔다가 다시 뚫리면서 증상이 사라지는 현상을 말합니다. **미니 뇌졸중** 또는 **경고성 뇌졸중**이라고도 부르며, 뇌졸중과 똑같은 증상이 나타나지만 24시간 이내에 완전히 회복되는 것이 특징입니다. 실제로는 대부분 1시간 이내에 증상이 사라집니다.

많은 사람들이 TIA를 대수롭지 않게 여깁니다. 저절로 나아서 다행이라고 생각하기도 하지만 이는 매우 위험한 태도입니다. TIA는 곧 본격적인 뇌졸중이 올 것이라는 강력한 경고 신호입니다. TIA가 있은 후 48시간 이내에 뇌졸중이 발생할 확률이 10~15%나 되고, 90일 이내에는 17%까지 증가합니다. 고령자의 경우 위험성이 더욱 증가합니다.

뇌졸중

❷ TIA의 증상과 대처

TIA의 증상은 뇌졸중과 정확히 같습니다. 갑작스러운 안면 마비, 팔다리 마비, 언어 장애, 시야 장애, 어지럼증, 두통 등이 나타났다가 감쪽같이 사라집니다. '잠깐 어지러웠는데 금방 나았다', '한쪽 팔에 힘이 없었는데 조금 있으니까 괜찮아졌다', '말이 어눌했는데 저절로 좋아졌다' 등의 반응이 대부분입니다.

그러나 TIA가 의심되면 증상이 사라졌더라도 반드시 응급실을 방문해야 합니다. 정확한 원인을 찾아서 뇌졸중 예방 치료를 시작해야 하기 때문입니다. MRI나 CT를 이용한 뇌혈관 검사, 혈액 검사, 심전도 검사 등을 통해 뇌혈관 상태와 위험 요인을 평가합니다.

❸ TIA의 치료

TIA의 치료는 주로 예방적 치료입니다. 혈전 방지를 위한 항혈소판제나 항응고제를 복용하고 혈압이나 당뇨병, 고지혈증 등의 위험 요인을 적극적으로 관리합니다. 심한 혈관 협착이 있다면 혈관성형술이나 스텐트 삽입술을 고려하기도 합니다. 이런 치료를 통해 뇌졸중 위험을 80% 이상 줄일 수 있습니다. 퇴원한 후에도 정기적으로 신경과 외래에 내원하여 상태 변화를 관찰해야 합니다.

마지막으로 생활습관 교정도 매우 중요합니다. 금연, 절주, 규칙적인 운동, 저염 식이, 스트레스 관리 등을 통해 뇌졸중 위험을 크게 줄일 수 있습니다. 고령자의 경우 갑작스러운 생활습관 변화보다는 점진

적이고 지속 가능한 변화를 추구하는 것이 좋습니다. 가족들의 지지와 격려도 매우 중요합니다.

뇌졸중의 다양한 유형별 증상

뇌는 부위별로 다른 기능을 담당하므로 어느 부위에 뇌경색이 발생했는지에 따라 증상도 달라집니다. 대뇌 앞쪽(전두엽)에 뇌경색이 오면 성격 변화, 판단력 저하, 보행 장애 등이 나타날 수 있습니다. 고령자의 경우 갑자기 보행이 불안정해지거나 평소와 다른 행동을 보이거나 간단한 판단도 어려워하는 모습으로 나타날 수 있습니다.

대뇌 옆쪽(측두엽)에 뇌경색이 오면 언어 장애가 주로 나타납니다. 말을 이해하지 못하거나 말하고 싶은 것을 표현하지 못하거나 엉뚱한 말을 하게 됩니다. 고령자의 이 같은 증상을 '갑자기 말을 안 하시네', '말씀이 이상해졌어' 정도로 대수롭지 않게 여기거나 치매나 우울증으로 오인하기 쉽습니다.

대뇌 뒤쪽(후두엽)에 뇌경색이 오면 시야 장애가 나타납니다. 한쪽 시력을 잃거나 물체를 제대로 인식하지 못하게 되는 식입니다. 고령자의 경우 자꾸 넘어지거나 물건을 자주 떨어뜨리고, 길을 잘 못 찾는 등의 증상으로 나타날 수 있습니다.

뇌간은 생명 유지에 필수적인 기능을 담당하는 부위입니다. 뇌간에

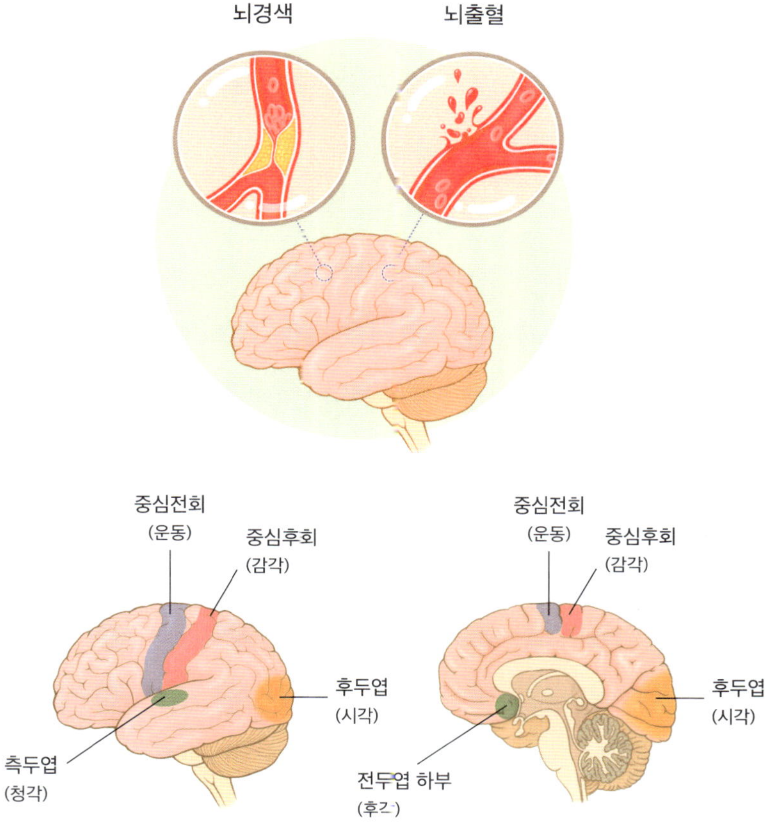

뇌졸중의 두 가지 종류와 부위별 담당 기능

뇌졸중이 오면 의식 장애, 호흡 장애, 삼킴 장애, 복시(물체가 두 개로 보임), 안면 마비 등이 나타날 수 있습니다. 고령자의 경우 갑작스럽게 의식이 저하되거나 침을 삼키지 못해서 사레가 들리거나 물체가 두 개로 보인다고 호소할 수 있습니다.

소뇌는 균형과 협응을 담당하는 부위입니다. 소뇌에 뇌졸중이 오면 어지럼증, 보행 장애, 손 떨림, 구음 장애 등이 나타납니다. 고령자가 "갑자기 어지러워서 걸을 수가 없다", "자꾸 한쪽으로 기운다", "젓가락질이 잘 안된다" 등의 증상을 말할 때 노화 현상이나 다른 질병으로 오인하기 쉬우므로 주의가 필요합니다.

뇌출혈의 경우 뇌경색과 비슷한 증상을 보이지만 보통 더 급격하고 심하게 나타납니다. 갑작스럽고 극심한 두통과 함께 구토, 의식 저하가 나타나는 경우가 많습니다. 고령자는 혈압이 급격히 상승하면서 뇌출혈이 발생하는 경우가 많으므로 갑작스러운 두통이나 의식 변화가 있을 때는 혈압을 함께 확인해 보는 것이 좋습니다.

뇌졸중 응급처치

상황 7

72세 정 할아버지는 저녁 식사 중 갑자기 젓가락을 떨어뜨리며

뇌졸중

"말이… 안 나와…"라고 어눌하게 말했습니다. 아내는 즉시 119에 신고한 후 당황하지 않고 체계적으로 대응했습니다. 할아버지를 안전한 자세로 눕히고, 기도를 확보하며 의식과 호흡을 계속 관찰했습니다. 구급차가 도착할 때까지 15분간 할아버지의 상태는 안정적으로 유지되었고, 병원에서 성공적으로 혈전용해제 치료를 받을 수 있었습니다.

반면 같은 아파트에 사는 75세 박 할머니의 경우는 달랐습니다. 뇌졸중 증상이 나타났을 때 가족들이 할머니를 일으켜 세워 물을 마시게 했습니다. 하지만 삼킴 기능이 저하된 상태에서 물이 기도로 들어가 흡인성 폐렴이 발생했습니다. 또한 혈압을 낮추기 위해 평소 드시던 혈압약을 추가로 드렸는데, 이로 인해 뇌로 가는 혈류가 더욱 감소해서 뇌경색이 확대되었습니다.

두 사례는 뇌졸중 응급처치가 환자의 예후에 얼마나 큰 영향을 미치는지를 보여 줍니다. 뇌졸중 응급처치는 복잡한 의학적 기술이 아닙니다. 기본적인 원칙을 지키면서 환자를 안전하게 보호하는 것이 전부입니다. 하지만 이 '기본'을 제대로 아는 것과 모르는 것의 차이는 생명과 직결될 수 있습니다.

뇌졸중 응급처치의 가장 중요한 원칙은 Do No Harm(해를 끼치지 마라)입니다. 선의로 하는 행동이 오히려 환자에게 해가 될 수 있으므로 확실하지 않은 처치는 하지 않는 것이 안전합니다. 그 대신 환자의 생명을 유지하고 상태 악화를 방지하는 기본적인 처치에 집중해야 합니다.

즉시 해야 할 행동

❶ 환자와 구조자의 안전 확보와 119 신고

뇌졸중 의심 시 최우선으로 해야 할 일은 환자와 구조자의 안전을 확보하는 것입니다. 환자가 넘어질 위험이 있다면 안전한 장소로 이동시키되 무리하게 들어 올리려 하지 말고 천천히 앉히거나 눕혀야 합니다. 특히 고령자의 경우 뼈가 약해서 함부로 움직이면 골절 위험이 있으므로 주의해야 합니다.

두 번째로 중요한 것은 즉시 119에 신고하는 것입니다. **뇌졸중 의심 환자**라고 명확히 알리고 환자의 나이, 성별, 주요 증상, 증상 시작 시간을 정확히 말해야 합니다. 구급대가 적절한 장비와 약물을 준비해서 출동할 수 있도록 최대한 자세히 정보를 제공해야 합니다. 전화를 끊지 말라고 하면 끊지 않고 상황실의 지시에 따라야 합니다.

❷ 신고 후 현장 조치

구급대원이 현장에 도착하기 전까지 환자의 의식과 호흡 상태를 지속적으로 확인해야 합니다. 의식이 명료한지, 질문에 적절히 답하는지, 호흡이 규칙적인지 계속 관찰합니다. 고령자의 경우 청력이 떨어져서 부르는 소리를 못 들을 수 있으므로 큰 소리로 명확하게 말해야 합니다. 의식이 저하되거나 호흡이 불규칙해지면 즉시 119 상황실에 보고해야 합니다.

의식이 명료하고 호흡에 문제가 없다면 환자가 편안한 자세를 유지하도록 합니다. 뇌졸중 환자는 머리를 약간 높인 자세를 선호하므로 베개나 쿠션을 이용해서 머리와 어깨를 15~30도 정도 높여 주는 것이 좋습니다. 하지만 목 부상이 의심되는 경우에는 함부로 자세를 바꾸면 안 됩니다.

의식이 저하된 환자는 회복 자세를 취해 주어야 합니다. 환자를 옆으로 눕히되 마비된 쪽이 위로 오도록 하고, 아래쪽 팔은 몸 앞쪽으로 펴서 두고 위쪽 팔은 머리 아래에 손을 두도록 해서 안정된 자세를 만들어 줍니다. 이 자세는 기도 확보에 도움이 되고 토사물이 기도로 들어가는 것을 방지합니다.

환자 주변 환경도 정리합니다. 구급대원들이 환자에게 쉽게 접근할 수 있도록 주변 장애물을 치우고 필요한 물품들을 준비해 둡니다. 환자의 신분증, 건강보험증, 복용 중인 약물, 과거 진료 기록 등을 챙겨가면 병원에서 빠른 진료가 가능합니다. 또한 실내 온도를 적절히 유지하고 너무 밝거나 시끄럽지 않도록 환경을 조성해 줍니다.

절대 하지 말아야 할 행동

가장 중요한 금기 사항은 **함부로 약물을 투여하는 것**입니다. 혈압이 높다고 해서 혈압약을 주거나 혈전을 녹인다고 아스피린을 먹이려는 사람이 많은데, 뇌출혈인지 뇌경색인지 확실하지 않은 상태에서 이런 약물을 투여하면 매우 위험합니다. 혈압약은 뇌로 가는 혈류를 더욱 감소시킬 수 있고, 아스피린은 뇌출혈을 악화시킬 수 있습니다.

물이나 음식을 주는 것도 절대 금물입니다. 뇌졸중 환자는 삼킴 기능이 저하되어 있을 가능성이 높아서 물이나 음식이 기도로 들어가 흡인성 폐렴을 일으킬 수 있습니다. 목이 마르다고 해도 물을 주면 안 되고, 적신 거즈로 입술만 촉촉하게 해 주는 것이 좋습니다. 의식이 저하된 환자의 입으로 무엇인가를 넣어서는 안 됩니다.

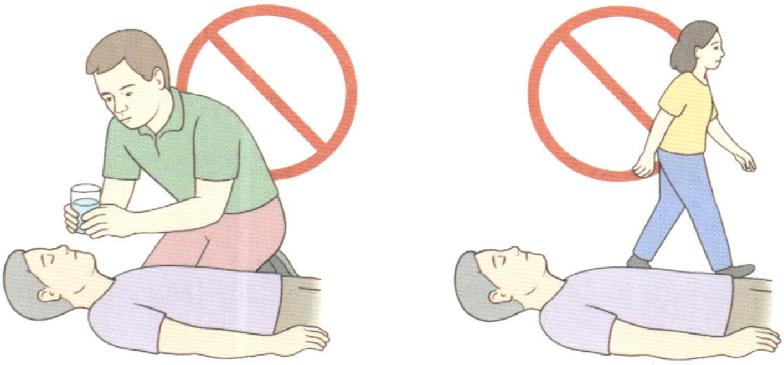

뇌졸중 의심 환자에게 해서는 안 되는 행동들

환자를 강제로 일으키거나 움직이는 것도 위험합니다. 뇌졸중 환자는 균형감각이 저하되어 넘어질 위험이 높고, 무리하게 움직이면 뇌압이 상승하거나 혈압이 급변할 수 있습니다. 환자가 일어나려고 해도 누워 있도록 말리고 안전한 자세를 유지하도록 도와주어야 합니다.

손가락 끝을 바늘로 따서 피를 내는 행위는 아무런 의학적 근거가 없을 뿐만 아니라 감염 위험만 증가시킵니다. 또한 귀를 잡아당기거나 머리를 때리거나 찬물을 끼얹는 등의 행위도 절대 해서는 안 됩니다.

마사지나 지압도 금물입니다. 목이나 어깨를 마사지하면 혈압이나 뇌압에 영향을 줄 수 있고 잘못하면 경동맥을 압박해서 뇌로 가는 혈류를 차단할 수 있습니다. 또한 마비된 팔다리를 주무르거나 억지로 움직이려 하면 관절이나 근육에 손상을 줄 수 있습니다.

환자를 혼자 두는 것은 위험합니다. 뇌졸중 환자는 언제든지 상태가 급변할 수 있으므로 항상 누군가가 곁에서 지켜보아야 합니다. 환자가 의식이 있다고 해서 혼자 화장실에 가게 하거나 혼자 움직이게 해서도 안 됩니다. 넘어지거나 다시 뇌졸중이 발생할 위험이 있기 때문입니다.

기도 확보와 호흡 관리

뇌졸중 환자에게 즉각적인 생명 위험은 기도 폐쇄입니다. 의식이 저하되면 혀가 뒤로 말려 들어가서 기도를 막을 수 있고 침이나 토사물이 기도로 들어갈 수도 있습니다. 따라서 기도를 확보하고 유지하는 것이 가장 중요한 응급처치입니다.

환자의 의식이 명료하다면 자연스러운 자세를 유지하게 해 줍니다. 고개를 약간 앞으로 숙이게 해서 침이 입 밖으로 흐르도록 도와줍니다. 만약 침이 많이 고여 있다면 거즈나 깨끗한 천으로 조심스럽게 닦아 내되 입안 깊숙이 손가락을 넣지는 말아야 합니다. 구토가 있을 경우에는 즉시 고개를 옆으로 돌려서 토사물이 기도로 들어가지 않도록 해야 합니다.

의식이 저하된 환자는 더욱 주의 깊게 관리해야 합니다. 턱을 살짝 들어 올려서 기도를 열어 주되 목을 과도하게 젖히면 안 됩니다. 고령자의 경우 목 관절이 뻣뻣할 수 있으므로 무리하지 말고 자연스러운

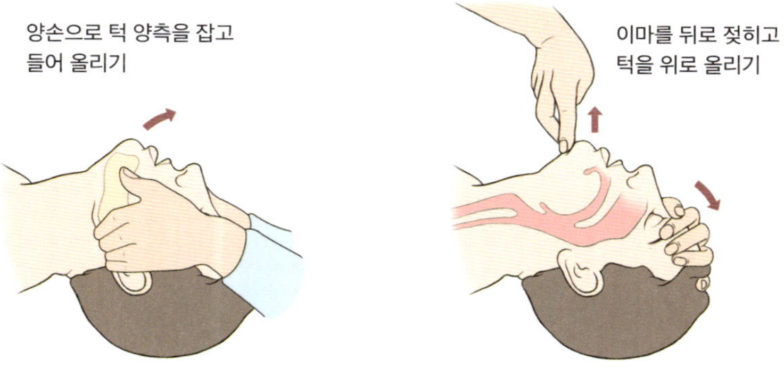

기도 확보 자세

범위 내에서만 조정해야 합니다. 혀가 뒤로 말려 들어갔다면 손가락으로 혀를 앞으로 당겨 내되 너무 깊숙이 손을 넣어서 구토를 유발하지 않도록 주의합니다.

뇌졸중 환자의 호흡은 불규칙해질 수 있고 때로는 위험한 패턴을 보일 수도 있습니다. 정상적인 호흡은 분당 12~20회 정도로 규칙적이고 조용해야 합니다. 호흡이 너무 빠르거나 느리다면, 불규칙하거나 쌕쌕거리는 소리가 난다면 즉시 119 상황실에 보고해야 합니다.

마비된 팔다리 관리법

뇌졸중으로 인한 마비는 갑자기 발생하므로 환자도 가족도 당황하기 쉽습니다. 하지만 급성기에는 무리하게 움직이기보다 안전한 자세를 유지하는 편이 좋습니다. 마비된 팔다리를 억지로 움직이거나 주무르려 하면 관절이나 근육에 손상을 줄 수 있습니다.

마비된 팔의 경우 어깨가 빠지지 않도록 지지해 주어야 합니다. 베개나 쿠션을 이용해서 팔을 받쳐 주고, 손목은 자연스러운 위치에 두어야 합니다. 손가락이 구부러져서 굳어지지 않도록 부드럽게 펴 주되 무리하게 힘을 가하지는 않습니다. 시계나 반지 등 액세서리가 있다면 몸이 붓기 전에 미리 빼 두는 것이 좋습니다.

마비된 다리의 경우에는 엉덩이와 무릎 관절이 굳지 않도록 적절한 자세를 유지해 주어야 합니다. 베개를 이용해서 다리 사이를 받쳐 주고, 발목이 아래로 처지지 않도록 지지해 줍니다. 발가락이 구부러져서 굳어지지 않도록 주의하고, 신발이나 양말이 너무 꽉 끼지 않는지 확인해야 합니다.

마비가 있는 환자는 균형을 잡기 어려워서 넘어질 위험이 높습니다. 따라서 절대 혼자 일어나거나 걷지 못하게 막아야 합니다. 화장실도 혼자 보내지 않고 반드시 보호자와 함께 갑니다.

마비된 쪽은 감각도 저하되어 있을 가능성이 높습니다. 따라서 뜨거운 것이나 날카로운 것에 다치지 않도록 주변 환경을 안전하게 정리해야 합니다. 또한 마비된 팔다리가 무거운 것에 눌리거나 오랫동안 압박받지 않도록 주의합니다.

보호자의 역할

뇌졸중과 같은 응급상황에서 보호자는 극도의 스트레스를 받게 되고, 이로 인해 효과적인 대응이 어려워질 수 있습니다. 따라서 역할을 분담해 체계적으로 대응하는 것이 중요합니다.

한 사람은 환자 곁에서 지속적으로 상태를 관찰하고 응급처치를 담당해야 합니다. 환자와 가장 가까운 관계이거나 의료 지식이 있는 사람이 맡는 것이 좋습니다. 119 신고와 상황실과의 연락을 담당하는 사람도 필요합니다. 그 외에 또 다른 사람이 있다면 물품 준비와 구급차 안내를 맡을 수 있습니다.

환자의 과거 병력과 복용 약물에 대한 정보 수집도 중요한 역할입니다. 고혈압, 당뇨병, 심장질환 등의 기저질환이 있는지, 언제부터 치료받고 있는지, 최근 건강 상태는 어땠는지 등을 정리해 둡니다. 복용 중인 약물은 직접 가져가거나 약물명을 정확히 기록해서 병원에 전달해야 합니다.

심리적인 지지와 의사소통도 매우 중요합니다. 뇌졸중 환자는 갑작스러운 신체 변화로 인해 극심한 불안과 공포를 느끼게 됩니다. 특히 언어 장애가 있으면 자신의 의사를 표현하지 못해서 더욱 답답할 수 있습니다. 이때 가족의 차분하고 따뜻한 태도가 환자에게 큰 도움이 됩니다.

환자와 대화할 때는 천천히, 명확하게 말해야 합니다. 복잡한 질문보다는 예·아니요로 답할 수 있는 간단한 질문을 하고, 환자가 답할 시간을 충분히 기다려 줍니다. 언어 장애가 있어도 이해력은 남아 있을 수 있으므로 환자 앞에서 부정적인 말은 피해야 합니다.

환자의 감정을 공감하고 지지해 주는 것도 중요합니다. "많이 무섭죠", "걱정하지 마세요, 저희가 여기 있어요"라는 말로 환자를 안심시켜 줍니다. 하지만 "괜찮아요, 금방 나을 거예요" 같은 확실하지 않은 약속은 하지 않는 것이 좋습니다. 대신 "최선을 다해서 치료받을 수 있도록 도와 드릴게요"라는 현실적인 희망을 주는 것이 바람직합니다.

뇌졸중 후 관리

상황 8

78세 이 할아버지는 6개월 전 뇌졸중으로 쓰러져서 3주간 병원에 입원했습니다. 다행히 혈전용해제 치료를 받아서 생명을 구했지만 오른쪽에 약간의 마비가 남았습니다. 처음에는 "이제 인생이 끝났다"고 절망했지만 체계적인 재활치료와 가족의 지지로 조금씩 회복되기 시작했습니다.

퇴원 후 할아버지는 매일 물리치료를 받고 언어치료도 병행했습니다. 가족들은 집 안을 고령자 친화적으로 개조하여 할아버지가 안전하게 생활할 수 있는 환경을 만들었습니다. 뇌졸중 예방에 좋은 음식으로 식단을 바꾸고, 꾸준히 복용해야 하는 약물도 체계적으로 관리했습니다.

6개월이 지난 지금 할아버지는 지팡이를 짚고 혼자 동네를 산책할 수 있게 되었습니다. 말도 거의 정상으로 돌아왔고, 간단한 집안일도 도와줄 수 있게 되었습니다. 무엇보다 다시 밝아지셨고 "살아 있어서 고맙다"고 말씀하십니다.

반면 같은 병원에 입원했던 75세 윤 할머니는 다른 경과를 보였습니다. 비슷한 정도의 뇌졸중이었지만 퇴원 후 체계적인 관리를 받지 못했습니다. 재활치료는 며칠 받다가 중단했고 약물 복용도 불규칙했습니다. 가족들도 어떻게 돌봐야 할지 몰라서 할머니에게 집에서 안전하게만 지내시라고 당부했습니다.

결국 할머니는 3개월 후 다시 뇌졸중이 재발했습니다. 이번에는 더 심각해서 의사소통도 어려워지고 일상생활도 전적으로 도움이 필요하게 되었습니다. 가족들은 그때서야 후회했지만 이미 늦었습니다.

두 사례는 뇌졸중 후 관리가 얼마나 중요한지를 보여 줍니다. 같은 정도의 뇌졸중이라도 이후 관리에 따라 완전히 다른 결과를 가져올 수 있습니다. 뇌졸중 후 관리는 단순히 재발을 방지하는 것이 아닙니다. 그것은 환자가 남은 인생을 의미 있고 존엄하게 살 수 있도록 돕는 종합적인 과정입니다.

재발 방지 요령

뇌졸중을 한번 겪은 환자는 일반인이 비해 뇌졸중 발병 위험이 5~10배 높아집니다. 특히 첫해에 재발률이 가장 높으며, 재발한 뇌졸중은 처음보다 더 심각한 후유증을 남기는 경우가 많습니다. 따라서 재발 방지는 뇌졸중 후 관리의 최우선 과제입니다.

재발 방지의 핵심은 위험 요인을 체계적으로 관리하는 것입니다. 고혈압, 당뇨병, 고지혈증, 심방세동 등의 기저질환을 철저히 관리하고 흡연, 과음, 비만, 운동 부족 등의 생활습관 요인도 개선해야 합니다. 무엇보다 의사가 처방한 약물을 정확히 복용하는 것이 중요합니다.

혈압 관리는 재발 방지의 가장 중요한 요소입니다. 뇌졸중 환자의 목표 혈압은 일반적으로 130/80mmHg 미만이지만 개인의 상태에 따라 조정될 수 있습니다. 가정에서 정기적으로 혈압을 측정하고 기록해서 주치의와 상의해야 합니다. 혈압약은 절대 임의로 중단하거나 용량을 조절해서는 안 됩니다.

뇌졸중 환자는 보통 여러 가지 약물을 복용해야 합니다. 항혈소판제나 항응고제는 혈전 형성을 방지하고, 스타틴 계열 약물은 콜레스테롤을 조절하며, 혈압약과 당뇨병약은 각각의 위험 요인을 관리합니다. 약물 복용에서 가장 중요한 것은 규칙성입니다. 매일 정해진 시간에 정확한 용량을 복용해야 하며, 절대 임의로 중단해서는 안 됩니다. 부작용이 있거나 다른 문제가 생기면 주치의와 상의해서 조정해야 합니다. 고령자의 경우 여러 약물을 복용하다 보면 헷갈리기 쉬우므로 약물 달력이나 알람을 활용하는 것이 좋습니다.

생활습관 개선도 중요합니다. 금연은 필수이며 음주는 가능한 한 피하거나 최소한으로 줄여야 합니다. 적절한 운동과 건강한 식습관을 유지하고, 스트레스를 관리하며 충분한 수면을 취해야 합니다. 이런 생활습관 변화는 하루아침에 이루어지지 않으므로 가족의 지지와 꾸준한 노력이 필요합니다.

일상생활 적응과 환경 개선

뇌졸중 후 집으로 돌아온 환자가 안전하고 편리하게 생활하려면 주거 환경을 개선하는 것이 필수입니다. 가장 중요한 것은 낙상 방지입니다. 문턱을 없애거나 낮추고, 미끄러운 바닥에 미끄럼 방지 매트를 깔고, 모든 통로에 손잡이를 설치해야 합니다. 특히 화장실과 욕실은 가장 위험한 공간이므로 주의가 필요합니다. 변기 옆과 샤워실에 안전 손잡이를 설치하고, 샤워 의자를 비치하고, 바닥에 미끄럼 방지 매트를 깔아야 합니다. 문은 밖에서도 열 수 있도록 하고, 응급 시 도움을 요청할 수 있는 벨을 설치하는 것도 좋습니다.

침실도 안전하게 개선해야 합니다. 침대는 너무 높지도 낮지도 않은 적당한 높이로 조정하고, 침대 옆에 손잡이나 지지대를 설치합니다. 밤에 화장실을 갈 때를 대비해서 조명을 설치하고, 필요한 물건들을 손이 닿는 곳에 배치합니다.

식사할 때도 여러 보조도구를 활용할 수 있습니다. 손잡이가 굵은 수저, 미끄럼 방지가 되는 접시, 한 손으로 사용할 수 있는 도마 등을 갖춰 두면 독립적으로 식사를 할 수 있습니다. 음식을 한입 크기로 잘라 놓거나 빨대를 사용해서 수분 섭취를 도울 수도 있습니다.

이동할 때는 환자의 상태에 맞는 보조도구를 선택해야 합니다. 지팡이, 보행기, 휠체어 등이 있으며 각각 사용법을 정확히 배워야 합니다. 무엇보다 안전이 우선이므로 무리해서 보조도구 없이 걸으려 하지 말아야 합니다.

가족이 알아야 할 것들

뇌졸중 환자의 회복에서 가족의 역할은 절대적입니다. 의료진이 제공하는 전문적인 치료도 중요하지만 일상생활에서 환자와 가장 많은 시간을 보내는 가족의 지지와 도움이 회복의 핵심입니다. 가족들에게 필요한 마음가짐은 **인내**입니다. 뇌졸중 후 회복은 매우 느린 과정이며, 때로는 좋아졌다가 나빠지기도 합니다. 빠른 회복을 기대하기보다는 작은 변화와 개선을 인정하고 격려하는 것이 중요합니다.

환자의 자존감을 지켜 주는 것도 중요합니다. 뇌졸중 후 많은 환자들이 가족에게 짐이 된다는 생각으로 우울해합니다. 가족들은 환자가 여전히 가족의 소중한 구성원이며, 존재 자체로 의미가 있다는 것을 느낄 수 있도록 해야 합니다. 무엇이든 대신 해 주기보다는 환자가 스스로 할 수 있는 것은 기다려 주고 격려해 주는 것이 좋습니다.

언어 장애가 있는 환자와 대화할 때에도 인내심을 가지고 충분한 시간을 들여야 합니다. 환자가 말하려는 것을 성급하게 추측해서 대신 말하지 않고 환자가 직접 표현할 수 있도록 기다려 줍니다.

뇌졸중 환자를 돌보는 것은 신체적, 정신적으로 매우 힘든 일입니다. 가족 구성원들이 역할을 분담하고 서로 도와 가며 지속 가능한 돌봄 체계를 만드는 것이 중요합니다.

일상적인 돌봄에서 가장 중요한 것은 환자의 안전입니다. 항상 낙상 위험을 염두에 두고 환자가 혼자 위험한 행동을 하지 않도록 주의해야 합니다. 하지만 지나치게 과보호하면 환자의 잔존 기능까지 퇴화될 수 있으므로 적절한 균형을 유지해야 합니다.

영양 관리도 중요합니다. 뇌졸중 재발 방지를 위해 저염, 저지방 식단을 유지해야 하지만 동시에 충분한 영양 섭취도 보장해야 합니다. 삼킴 장애가 있는 경우에는 음식의 농도를 조절하거나 영양 보충제를 활용할 수도 있습니다.

정서적 지지도 잊지 않습니다. 뇌졸중 후 우울증은 매우 흔하며, 이는 회복에도 악영향을 미칩니다. 환자와 함께 대화하고 취미 활동을 하기도 하며 정서적 교감을 나누는 것이 중요합니다.

Chapter 4

3줄 요약

1 F.A.S.T 검사를 통해 뇌졸중 증상을 빠르게 인식하고 골든타임 내에 환자를 병원으로 이송해야 합니다.

2 응급처치 시 환자를 무리하게 움직이거나 음식을 주는 것은 금물이며, 기도 확보와 안전한 자세 유지가 중요합니다.

3 퇴원 후 재활치료, 약물 관리, 환경 개선 등 가족의 지속적인 관심과 적극적인 관리가 환자의 회복과 재발 방지에 결정적인 역할을 합니다.

체크 포인트

+ Face: 안면 비대칭 확인
+ Arms: 양팔 들어 올리기 확인
+ Speech: 간단한 문장 따라 말하기 확인
+ Time: 세 가지 테스트 중 하나라도 이상이 있다면 지체 없이 119 신고!

Chapter 5

심장 응급상황
: 심장이 멈출 때

협심증 vs 심근경색

상황 9

70세 손 할아버지는 계단을 오르다가 갑자기 가슴 통증을 느꼈습니다. '이상하네, 가슴이 좀 답답하다' 생각하며 잠시 쉬었는데, 5분 정도 지나니까 통증이 사라졌습니다. 이 말을 들은 가족들은 운동 부족 때문일 거라 생각했고, 할아버지도 이제 괜찮다고 하셨습니다. 이런 일이 몇 번 더 반복되었지만 그때마다 조금 쉬면 나아져서 대수롭지 않게 여겼습니다.

한 달 후, 같은 아파트에 사는 73세 박 할아버지도 비슷한 증상을 겪었습니다. 역시 계단을 오르다가 가슴이 아팠는데, 손 할아버지와 달리 쉬어도 통증이 계속되었습니다. 오히려 시간이 지날수록 더 심해져서 30분 후에는 식은땀까지 흘리게 되었습니다. 가족들이 119에 신고해서 응급실로 갔고, 심근경색 진단을 받아 응급 시술을 받게 되었습니다
두 할아버지 모두 가슴 통증을 겪었지만 손 할아버지는 안정형 협심증, 박 할아버지는 심근경색이었습니다. 언뜻 보면 비슷한 증상 같지만 실제로는 완전히 다른 질환이고 대응 방법도 전혀 다릅니다.

심장은 온몸에 혈액을 공급하는 펌프의 역할을 하지만 심장도 하나의 기관이기에 혈액이 필요합니다. 심장에 혈액을 공급하는 역할을 관상동맥이 하며, 이 관상동맥이 좁아져서 생기는 것이 협심증이라는 병입니다. 협심증은 관상동맥이 얼마나 많이 좁아져 있나, 얼마나 갑자기 좁아지나, 어느 부위의 혈관이 막히는가에 따라서 증상의 정도와 치료 방식, 그리고 골든타임의 길이가 결정됩니다. 일반적으로 안정형 협심증의 단계는 관상동맥이 완전히 막히지 않은 상태에서 일시적으로 혈류가 부족한 상황이고, 심장마비라고 불리는 급성 심근경색은 혈관이 완전히 막혀서 빠른 속도로 심장 근육이 죽어 가는 응급상황입니다. 이 차이에 따라 환자의 예후가 명확하게 구분됩니다.

협심증의 이해와 특징

❶ 협심증의 기본 개념과 발생 원리

협심증은 관상동맥의 벽에 지질, 콜레스테롤, 염증세포 등이 축적되면서 혈관이 두꺼워지고 탄성이 줄어드는 동맥경화로 인해 발생합니다. 이 과정에서 혈관 벽 안쪽에 형성되는 국소 병변을 죽상경화반(혹은 플라크)이라고 부릅니다. 즉 죽상경화반이 점차 커지면서 혈관이 좁아져 심장 근육에 충분한 혈액과 산소가 공급되지 않을 때 가슴 통증이 발생하게 되는 것입니다. 협심증이라는 이름 자체가 '가슴이 조인다'는 뜻으로, 환자들이 느끼는 증상을 잘 표현하고 있습니다.

중요한 것은 아직 혈관이 완전히 막히지 않았다는 점입니다. 보통 혈관의 70% 이상이 좁아지면 증상이 나타나기 시작하는데, 안정 시에는 혈류가 충분하지만 운동이나 스트레스로 심장이 더 많은 산소를 필요로 할 때 혈류가 부족해집니다. 따라서 **안정형 협심증** 단계에서는 주로 활동할 때 가슴 통증이 나타나고 쉬면 좋아지는 특징이 있습니다.

시간이 지나 혈관이 더 좁아지면 **불안정 협심증**으로 진행됩니다. 불안정 협심증은 안정 시에도 가슴 통증이 발생하거나 이전보다 쉽게 발생하고, 더 심하고 오래 지속되는 협심증입니다. 심근경색의 전 단계로 여겨지기 때문에 빠른 진단과 치료가 필요합니다.

혈관이 죽상경화반으로 막혀 있지 않아도 특정 자극에 의해 일시적으로 혈관의 직경 자체가 좁아지면서 혈류가 줄어들어 심장 근육의

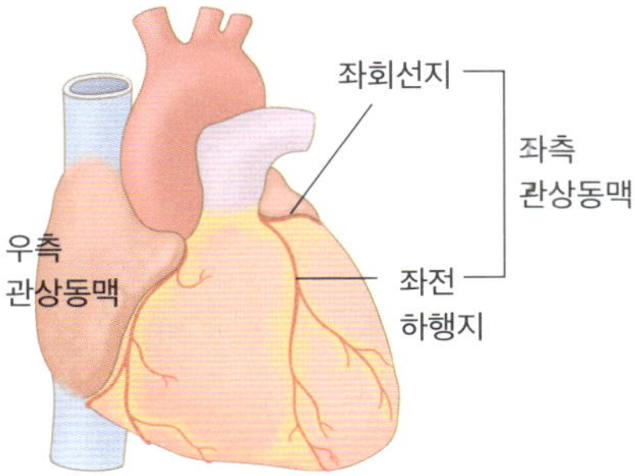

관상동맥 해부도

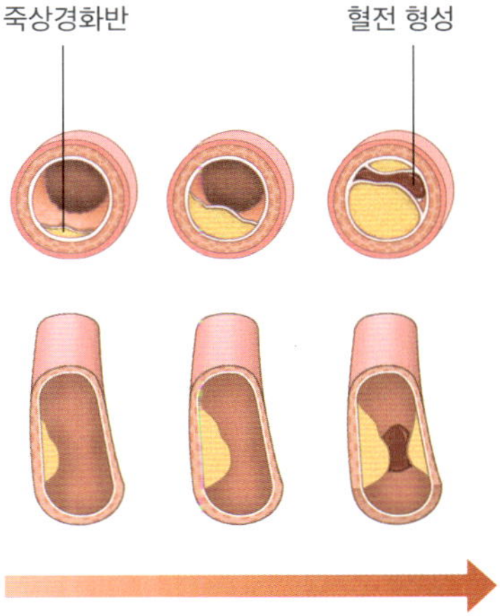

허혈을 유발하는 상태를 **변이형 협심증**이라고 합니다. 통증 양상은 앞서 소개한 안정형 협심증, 불안정 협심증과 유사하며, 관상동맥 조영술에서 죽상경화반이 없고 특정 약물에 반응하여 혈관이 좁아지는 것을 관찰하면 진단할 수 있습니다.

❷ 협심증의 전형적인 가슴 통증 양상

협심증의 전형적인 통증 양상은 가슴 중앙 부위의 압박감이나 조이는 듯한 증세로 나타납니다. 환자들 대부분 "가슴에 무거운 돌이 올려져 있는 것 같다", "가슴을 누군가 꽉 쥐고 있는 것 같다", "가슴이 타는 것 같다"고 표현합니다.

통증의 위치는 주로 가슴 중앙(흉골 뒤쪽)이지만 목, 턱, 어깨, 팔(특히 왼쪽), 등, 상복부로 퍼질 수 있습니다. 고령자의 경우 가슴 통증 없이 숨가쁨만 나타나거나 소화불량 같은 증상으로 나타날 수도 있습니다. 특히 당뇨병이 있는 고령자는 신경 손상으로 인해 통증을 제대로 느끼지 못할 수 있어서 주의가 필요합니다.

통증의 지속 시간도 중요합니다. 보통 2~5분 정도 지속되며, 길어도 15분을 넘지 않습니다. 15분 이상 지속되는 가슴 통증은 심근경색을 의심해야 합니다. 또한 협심증은 니트로글리세린이라는 약물에 잘 반응하므로 이 약을 복용했을 때 통증이 빨리 사라지면 협심증일 가능성이 높습니다.

❸ 협심증 유발 요인과 완화 요인

협심증은 심장이 더 많은 산소를 필요로 하는 상황에서 발생합니다. 가장 흔한 유발 요인은 신체 활동입니다. 계단 오르기, 빨리 걷기, 무거운 것 들기 등의 활동이 증상을 유발할 수 있습니다. 추운 날씨에 외출하거나 과식 후, 감정적 스트레스를 받을 때도 증상이 나타날 수 있습니다.

고령자의 경우 상대적으로 가벼운 활동에서도 협심증이 발생할 수 있습니다. 젊은 사람은 뛰어야 증상이 나타나지만 고령자는 천천히 걸어도 증상이 나타날 수 있는 것이죠. 나이가 들면서 전반적인 심장 기능이 저하되고, 관상동맥 질환도 더 진행되어 있을 터라 자연스러운 일입니다.

협심증의 완화 요인 중 가장 효과적인 것은 휴식입니다. 활동을 중단하고 편안한 자세로 쉬면 보통 2~5분 내에 증상이 사라집니다. 니트로글리세린 약물을 복용하면 더 빨리 증상이 완화됩니다. 만약 휴식을 취해도 10분 이상 증상이 지속된다면 심근경색을 의심하고 즉시 병원에 가야 합니다.

급성 심근경색의 이해와 특징

❶ 급성 심근경색의 정의와 발생 기전

심장마비와 혼용해서 쓰이고 있는 급성 심근경색은 관상동맥이 완전히 막혀서 심장 근육이 죽어 가는 것을 의미합니다. 협심증과 달리 혈관이 완전히 차단되므로 해당 부위의 심장 근육은 산소와 영양분을 전혀 공급받지 못하게 됩니다.

심근경색은 보통 관상동맥의 죽상경화반(플라크)이 갑자기 터지면서 혈전(피떡)이 형성되어 혈관을 완전히 막으면서 발생합니다. 예측하기 어렵고 갑작스럽게 일어나므로 **급성**이라는 이름이 붙습니다. 혈관이 막힌 순간부터 해당 부위의 심장 근육 세포들은 죽기 시작하며, 이후 피가 다시 공급된다고 하더라도 완전한 회복이 어렵습니다.

안정형, 변이형, 불안정 협심증과 달리 급성 심근경색에서 진단과 치료에 소요되는 시간이 매우 중요한 이유가 여기에 있습니다. 심장 근육은 산소 없이는 20~30분밖에 살 수 없으므로 가능한 한 빨리 막힌 혈관을 뚫어 주어야 합니다. "Time is Muscle(시간이 근육)"이라는 말은 심근경색에서 시간의 중요성을 강조하는 말입니다.

❷ 급성 심근경색의 전형적인 증상들

심근경색의 대표적인 증상은 극심한 가슴 통증입니다. 환자들 대부분이 "지금까지 경험해 본 적 없는 극심한 통증", "가슴을 코끼리가 밟고 있는 것 같은 통증", "가슴이 찢어지는 것 같은 통증"이라고 표현합니다. 이 통증은 협심증과 달리 쉬어도 사라지지 않고 계속해서 악화되는 경향이 있습니다.

통증과 함께 나타나는 동반 증상들도 중요한 단서입니다. 식은땀이 흐르고 메스꺼움이나 구토가 나타나며, 극도의 불안감을 느끼게 됩니다. "죽을 것 같은 느낌"이라고 많이 표현하는데, 이는 실제로 생명을 위협하는 상황이기 때문에 나타나는 본능적인 반응입니다.

호흡곤란도 흔한 증상입니다. 심장 기능이 급격히 떨어지면서 폐에 물이 차거나(폐부종) 산소 공급이 부족해져서 숨이 차게 됩니다. 일부 환자들은 가슴 통증보다 호흡곤란을 더 심하게 느끼기도 합니다.

❸ 고령자 심근경색의 비전형적인 증상들

고령자의 심근경색은 젊은 사람과 다른 양상을 보이는 경우가 많습니다. 가장 큰 차이점은 전형적인 가슴 통증이 없거나 미약하다는 것입니다. 대신 다음과 같은 비전형적 증상들이 나타날 수 있습니다.

소화기 증상이 많은 편인데, 속이 더부룩하거나 소화가 안 되는 느낌 또는 명치 통증을 호소하면서 소화제를 찾기도 합니다. 실제로 심장의 하벽 부위에 심근경색이 발생하면 상복부 통증으로 나타날 수 있어서 급성 위염이나 소화불량으로 오인하기 쉽습니다.

극심한 피로감이나 전신 쇠약감으로 나타나기도 합니다. 갑자기 기운이 없거나 온몸에 힘이 빠지는 느낌이라 단순히 피로로 생각하기 쉽습니다. 하지만 평소 건강하던 고령자가 갑자기 극심한 피로를 호소한다면 심장마비를 의심해야 합니다.

어지럼증이나 의식 저하도 나타날 수 있습니다. 심장 기능이 급격히 떨어지면 뇌로 가는 혈류가 감소해서 어지럽거나 의식이 흐려질 수 있습니다. 특히 당뇨병이 있는 고령자는 신경 손상으로 인해 통증을 잘 느끼지 못하므로 비전형적 증상만 보일 수 있으니 주의가 필요합니다.

심폐소생술 실전 가이드

상황 10

68세 임 할머니는 아파트 엘리베이터에서 갑자기 쓰러졌습니다. 같이 타고 있던 옆집의 72세 박 할머니는 처음에는 당황했지만 얼마 전 동사무소에서 들었던 심폐소생술 교육이 떠올랐습니다. 의식과 호흡을 확인해 보니 둘 다 없었습니다. 박 할머니는 즉시 119에 신고하고 전화 안내에 따라 가슴 압박을 시작했습니다.

나이가 많아서 힘이 부족하다고 생각했지만 할 수 있는 만큼 최선을 다했습니다. 5분 후 구급대가 도착할 때까지 계속 가슴 압박을 지속했고, 구급대원들이 이어받아 전문 심폐소생술을 시행했습니다. 병원에서 심장박동이 돌아왔고, 일주일 후 임 할머니는 큰 후유증 없이 의식을 회복했습니다.

의사는 박 할머니에게 "초기 5분간의 심폐소생술이 생명을 구했다"고 말했습니다. 만약 그때 '나이가 많아서 못한다'고 포기했거나 '어떻게 해야 할지 몰라서' 기다리기만 했다면 결과는 완전히 달랐을 것입니다.

심정지는 언제 어디서든 발생할 수 있습니다. 특히 고령자에게는 심장질환으로 인한 갑작스러운 심정지가 더욱 흔합니다. 이때 가장 중요한 것은 처음 4~6분 동안의 응급처치입니다. 뇌는 산소 없이 4~6분밖에 살 수 없으므로 구급차가 오기 전까지 누군가 심폐소생술을 시행해야 합니다.

많은 사람들이 **내가 할 수 있을까?** 걱정합니다. 특히 고령자는 힘이 부족해서, 잘못하면 더 다치게 할까 봐, 겁을 먹고 망설입니다. 하지만 완벽하지 않은 심폐소생술이라도 아무것도 하지 않는 것보다는 훨씬 낫습니다. 중요한 것은 완벽한 기술이 아니라 포기하지 않는 마음과 즉시 시작하는 용기입니다.

심폐소생술은 복잡한 의학적 시술이 아닙니다. 기본 원리를 이해하고 올바른 방법을 익히면 누구나 할 수 있습니다. 고령자라고 해서 할 수 없는 것도 아닙니다. 자신의 체력과 능력에 맞는 방법으로 최선을 다하면 충분히 생명을 구할 수 있습니다.

고령자 대상 심폐소생술(CPR) 특징

❶ 고령자 심폐소생술의 생리학적 특성

고령자 대상의 심폐소생술은 젊은 사람과 여러 면에서 다른 접근이 필요합니다. 가장 중요한 차이점은 늑골이 약하므로 가슴 압박 시 골절 위험이 높다는 것입니다. 하지만 이것 때문에 압박을 약하게 해서는 안 됩니다. 늑골 골절은 치료할 수 있지만 뇌사는 되돌릴 수 없기 때문입니다.

고령자는 가슴의 탄력성이 떨어져서 효과적인 압박을 위해서는 더 깊게 눌러야 합니다. 하지만 동시에 내장 손상의 위험도 있으므로 정확한 위치에서 압박하는 것이 더욱 중요합니다. 또한 혈관이 약한 탓에 과도한 압박은 내출혈을 일으킬 수 있으므로 적절한 강도를 유지해야 합니다.

고령자는 기도 확보도 더 어려울 수 있습니다. 목 관절이 뻣뻣하고 틀니가 있거나 혀가 뒤로 말려 들어가기 쉽습니다. 따라서 기도 확보에 더 많은 주의를 기울여야 하며, 인공호흡 시에도 조심스럽게 접근해야 합니다.

❷ 고령자가 시행하는 심폐소생술의 특별한 고려사항

심폐소생술을 시행하는 사람이 고령일 경우 체력적 한계를 고려한 현실적인 접근이 필요합니다. 자신의 능력을 정확히 파악하고 그 범위 내에서 최선을 다하는 것이 중요합니다.

고령자는 근력과 지구력이 제한적이므로 장시간 지속적인 가슴 압박이 어려울 수 있습니다. 따라서 보통 권장하는 2분보다 더 짧은 주기로 다른 사람과 교대하거나 짧은 휴식을 취하며 계속 이어 가야 합니다. 완전히 포기하는 것보다는 간헐적이라도 계속하는 것이 낫습니다.

무릎이나 허리에 문제가 있는 고령자는 바닥에 무릎을 꿇는 자세가 어려울 수 있습니다. 이런 경우에는 의자를 이용하거나 침대 옆에 서서 해도 무방합니다. 중요한 것은 효과적인 압박이 가능한 자세를 찾는 것입니다.

심리적 부담도 고려해야 합니다. 혹시나 실수할까 봐 걱정하는 마음도 이해가 되지만 심정지 상황에서는 아무것도 하지 않는 것이 가장 나쁜 선택입니다. 늑골이 부러지는 등의 기타 부상은 나중에 치료할 수 있습니다. 최대한 빠르게 뇌와 심장에 혈액을 공급하는 것이 무엇보다 중요합니다.

단계별 실행 방법

❶ 심폐소생술 시작 전 확인사항

모든 현장 구조의 원칙과 동일하게 심폐소생술을 시작하기 전에도 반드시 현장 안전부터 확인해야 합니다. 환자가 쓰러진 곳이 안전한지, 구조자에게 위험은 없는지 살펴봅니다. 교통사고 현장이나 감전 위험이 있는 곳에서는 먼저 자신과 환자의 안전을 확보해야 합니다.

첫 번째로 환자의 반응을 확인합니다. 어깨를 가볍게 두드리면서 "괜찮으세요?"라고 큰 소리로 부릅니다. 고령자의 경우 청력이 약할 수 있으므로 크고 명확하게 불러야 합니다. 전혀 반응이 없거나 비정상적인 반응만 보인다면 의식이 없는 것으로 판단합니다.

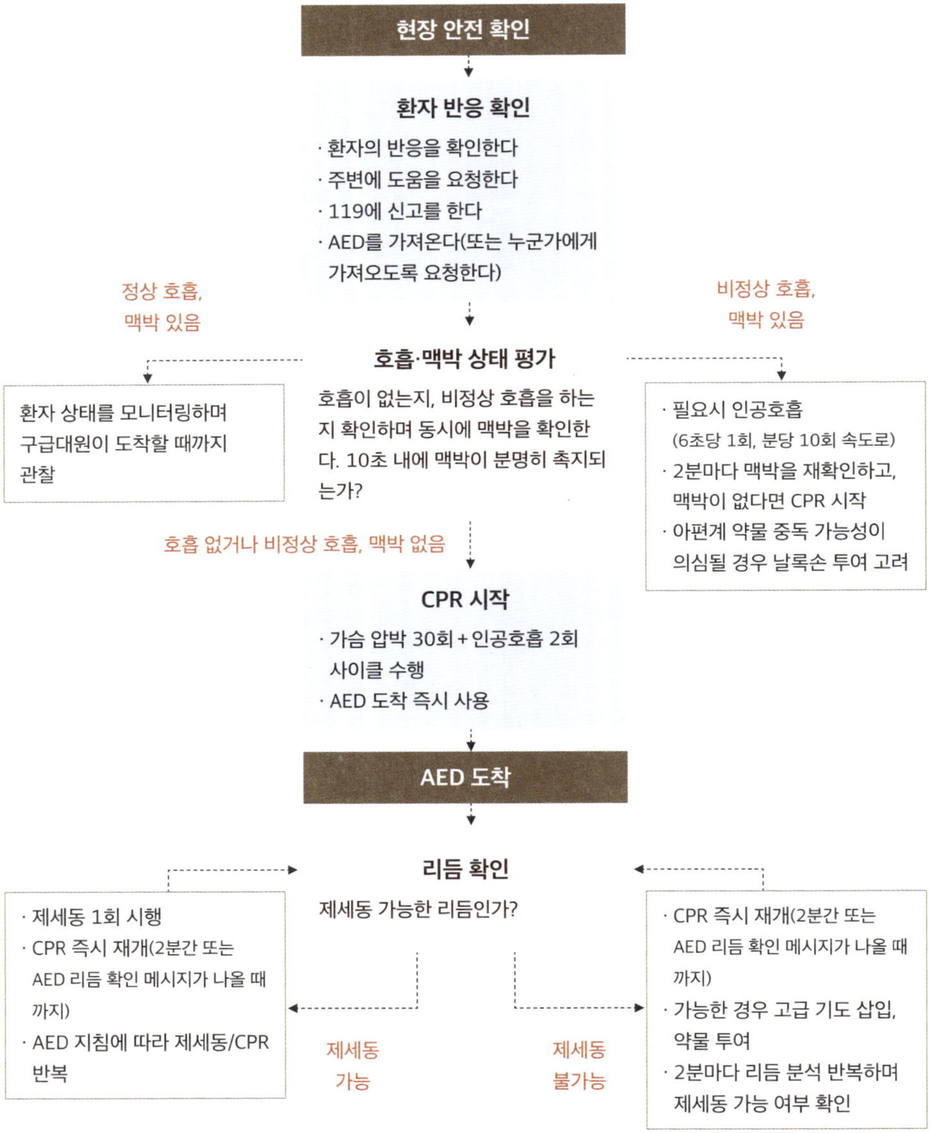

출처: 2025 미국심장학회 '기본 심폐소생술 알고리즘'

다음으로 호흡을 확인합니다. 가슴이 오르내리는지 관찰하고, 귀를 환자의 입과 코 근처에 대고 호흡 소리를 듣습니다. 10초 이상 관찰해야 정확합니다. 호흡이 없거나 비정상적인 호흡(헐떡거림 등)만 있다면 심정지로 판단합니다.

맥박 확인은 일반인에게는 어려울 수 있으므로 권장하지 않습니다. 의식과 정상 호흡이 모두 없다면 맥박 확인 없이 바로 흉부 압박을 시작하는 것이 안전합니다.

❷ 119 신고와 도움 요청

심정지를 확인했다면 즉시 119에 신고합니다. 혼자 있다면 스피커폰을 사용해 심폐소생술을 하면서 통화하는 것이 좋습니다. 다른 사람이 있다면 한 명은 119 신고를, 다른 한 명은 심폐소생술을 담당합니다.

119 신고 시에는 '심정지 환자'라고 명확히 알린 뒤 정확한 위치, 환자의 나이와 성별, 현재 상황을 간단명료하게 설명합니다. 상황실에서 전화로 심폐소생술 방법을 안내해 줄 것이므로 전화를 끊지 말고 지시에 따라야 합니다.

주변에 자동제세동기AED가 있는지 확인하고, 있다면 가져오도록 다른 사람에게 요청합니다. 아파트나 공공장소에는 AED가 비치되어 있는 경우가 많으므로 미리 위치를 알아 두는 것이 좋습니다.

❸ 정확한 자세와 손 위치

환자를 딱딱하고 평평한 바닥에 똑바로 눕힙니다. 침대나 소파 같은 부드러운 곳에서는 효과적인 압박이 어려우므로 가능하면 바닥으로 옮깁니다. 환자의 머리, 목, 몸통이 일직선이 되도록 정렬합니다.

가슴 압박 위치를 정확히 찾는 것이 중요합니다. **복장뼈 시작점과 끝점의 절반 아래쪽을 다시 반으로 나눈 지점, 즉 복장뼈 아래쪽 절반 부위에 손바닥 아랫부분을 댑니다.** 너무 위쪽(목 쪽)이나 아래쪽(배 쪽)에서 압박하면 효과가 없거나 내장 손상을 일으킬 수 있습니다.

한 손의 손바닥 아랫부분을 복장뼈에 대고, 다른 손을 그 위에 겹쳐 놓습니다. 손가락은 서로 깍지를 끼거나 들어 올려서 갈비뼈에 닿지 않도록 합니다. 팔은 곧게 펴고 어깨가 손 바로 위에 오도록 자세를 잡습니다.

- 분당 100-120회
- 5-6cm 깊이
- 압박 후 가슴이 충분히 올라오면 다시 누르기

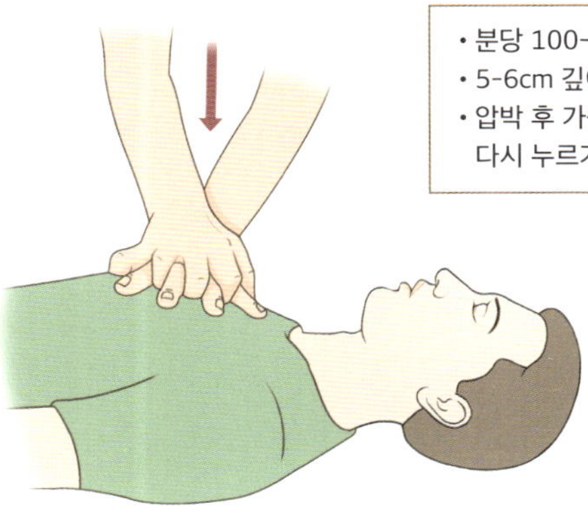

흉부 압박 시 손의 모양과 누르는 위치

압박 시에는 체중을 이용해서 수직으로 눌러야 합니다. 손목이나 팔꿈치의 힘만 사용하면 쉽게 피로해지고 효과도 떨어집니다. 압박 후에는 완전히 이완시켜서 가슴이 원래 위치로 돌아올 수 있도록 합니다.

❹ 가슴 압박 30회·인공호흡 2회가 한 사이클

심폐소생술의 표준 사이클은 가슴 압박 30회와 인공호흡 2회를 교대로 시행하는 것입니다. 이 30:2 비율은 혈액 순환과 산소 공급의 균형을 맞추기 위해 과학적으로 검증된 방법입니다. 가슴 압박이 혈액 순환을 담당하고 인공호흡이 산소 공급을 담당하므로 둘 다 중요합니다. 가슴 압박 30회를 시행할 때는 중간에 멈추지 말고 연속적으로 해야 합니다. 분당 100~120회를 유지해야 하므로 30회를 하는 데는 약 15~18초가 걸립니다. 너무 빠르게 하면 충분한 이완이 이루어지지 않고 너무 느리게 하면 혈액 순환이 부족해집니다.

인공호흡 2회는 가능한 한 빠르게 시행해야 합니다. 각각 1초씩 총 2~3초 내에 완료하는 것이 목표입니다. 인공호흡 사이의 시간이 길어지면 혈액 순환이 중단되므로 최대한 신속해야 합니다. 이 사이클을 5회 반복하면 약 2분이 걸리며, 이때가 교대하기에 적절한 시점입니다. 고령자가 시행하는 경우 체력적 한계로 인해 더 자주 교대해야 할 수 있으나 중요한 것은 교대 시간을 10초 이내로 최소화하는 것입니다.

혼자서 심폐소생술을 해야 하는 경우에는 이 사이클을 정확히 지키기 어려울 수 있습니다. 이때는 가슴 압박에 중점을 두고 인공호흡은 가능한 범위에서 시행하면 됩니다. 최근 연구에 따르면 가슴 압박만 지속적으로 시행해도 상당한 효과가 있다고 알려져 있습니다.

코로나19 같은 감염병 상황에서는 인공호흡을 생략하고 가슴 압박만 시행하는 것이 권장됩니다. 이 경우에는 30:2 비율 대신 지속적인 가슴 압박을 시행하되 2분마다 짧은 휴식을 취하면서 계속합니다.

AED 사용법과 안전 수칙

❶ 자동제세동기(AED)의 중요성과 기본 원리

AED는 심실세동이나 심실빈맥 같은 치명적인 부정맥을 치료하는 장비입니다. 이런 부정맥은 심폐소생술만으로는 정상 리듬으로 돌아오기 어려우므로 AED를 사용한 전기 충격이 필요합니다.

AED의 가장 큰 장점은 일반인도 쉽게 사용할 수 있다는 것입니다. 기계가 환자의 심전도를 자동으로 분석해서 전기 충격이 필요한지 판단하고, 필요한 경우에만 충격을 가하도록 설계되어 있습니다. 따라서 정상인에게 충격을 가할 위험은 거의 없습니다.

AED는 심정지 발생 후 최대한 빨리 사용해야 효과적입니다. 1분이 지날 때마다 성공률이 7~10%씩 감소하므로 골든타임은 5분 이내입니다. 따라서 심폐소생술과 AED를 동시에 준비해야 하며, AED가 도착하면 즉시 사용해야 합니다.

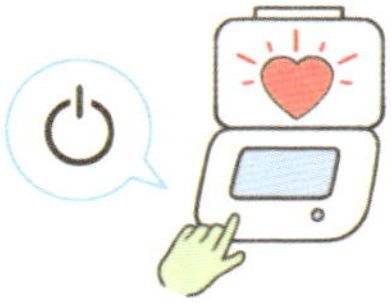

① 전원 켜기

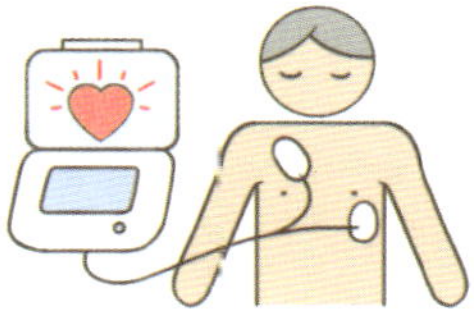

② 패드 부착

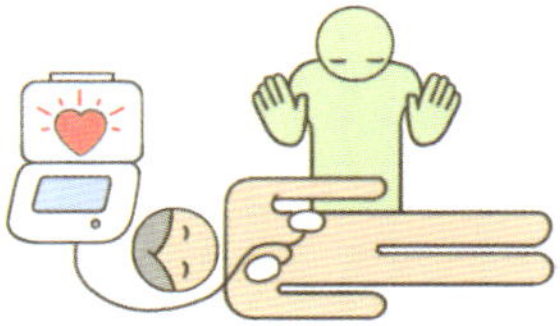

③ 초기 리듬 분석
(환자 접촉 금지)

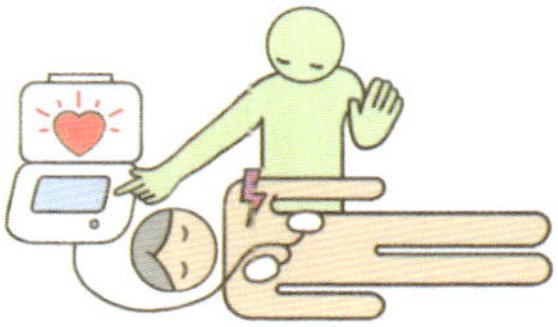

④ AED 안내에 따라 제세동 가능 리듬일 경우 충전 후 쇼크(쇼크 시 환자 접촉 금지)

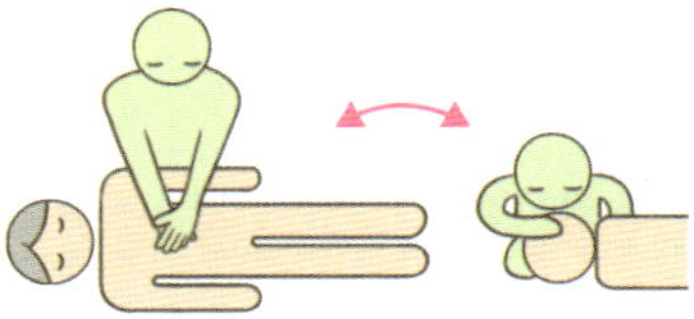

⑤ 2분간 가슴 압박 30회, 인공호흡 2회 사이클 반복 시행
(인공호흡 생략 가능)

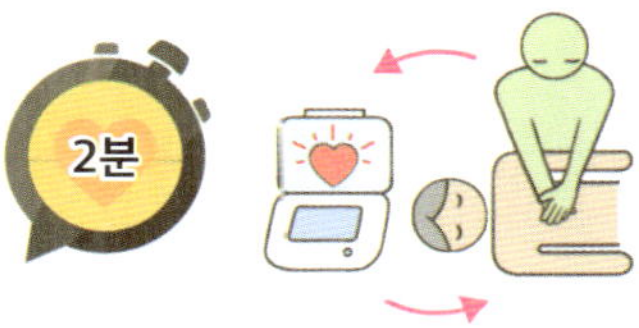

⑥ AED 분석, 가슴 압박 교대
(2분 주기로 시행)

AED 사용법

고령자의 경우 심실세동보다는 심정지나 무맥성 전기활동이 더 흔하므로 AED가 '충격 불필요'라고 판단하는 경우가 많습니다. 이런 경우에도 심폐소생술을 계속 시행해야 합니다. AED는 보조 수단이며, 기본은 심폐소생술입니다.

❷ AED의 구체적인 사용법과 안전 수칙

AED는 뚜껑을 열면 자동으로 전원이 켜지거나 전원 버튼을 눌러서 켤 수 있습니다. 전원이 켜지면 음성 안내가 시작되고, 심전도 리듬을 분석하기 위한 패드 두 개를 환자의 몸에 붙여야 합니다. 부착 위치는 패드에 그려져 있습니다. 그림을 따라 하나는 우측 가슴 상단 부위에, 다른 하나는 좌측 겨드랑이에서 한 뼘 정도 아래에 부착하면 별도의 조작 없이 AED가 자동으로 환자의 심전도 리듬을 분석합니다.

충격이 불필요하다는 음성 안내가 나오면 AED 사용 없이 심폐소생술을 2분 시행한 뒤 잠시 흉부 압박을 중단하고 AED를 사용해 심장 리듬을 다시 분석 합니다. 전기 충격이 필요한 경우 음성 지시에 따라 충전 버튼을 누른 후 전기가 충전될 때까지 흉부 압박을 지속합니다. 충전이 완료되면 AED에서 손을 떼라는 음성 지시가 나옵니다. 그때 심폐소생술에 참여하고 있는 모든 사람이 환자로부터 직접 접촉되어 있는 부분이 없는지를 확인한 뒤 충격 버튼을 누릅니다. 그러면 환자에게 AED가 작동하는 것을 눈으로 확인할 수 있고, 이후 다시 2분 주기에 맞추어 심폐소생술을 진행합니다.

AED는 한 번만 사용하는 것이 아니라 2분 단위로 흉부 압박을 하고 다음 사이클이 시작될 때마다 반복적으로 사용하는 것임을 명심해야 합니다.

심장 약물과 응급상황

상황 11

72세 김 할아버지와 74세 신 할아버지는 같은 날 응급실에 심근경색으로 입원했습니다. 비슷한 나이에 비슷한 정도의 심근경색이었지만 복용하던 약물이 달랐습니다. 김 할아버지는 평소 와파린(혈액희석제)을 복용하고 있었고, 신 할아버지는 아스피린만 복용하고 있었습니다.

응급실에서 혈전용해제 치료를 고려할 때 두 환자의 치료 방향이 완전히 달라졌습니다. 와파린을 복용하던 김 할아버지는 출혈 위험이 높아서 혈전용해제 대신 응급 심장 혈관 조영술을 받아야 했습니다. 반면 신 할아버지는 즉시 혈전용해제 치료를 받을 수 있었습니다.

치료 결과도 다르게 나타났습니다. 김 할아버지는 심장 혈관 조영술을 위해 준비하는 동안 시간이 지체되어 심장 근육 손상이 더 진행되었습니다. 신 할아버지는 혈전용해제 치료로 혈관이 빨리 뚫려서 심장 근육 손상을 최소화할 수 있었습니다.

두 사례는 평소 복용하는 약물이 응급상황에서 얼마나 결정적인 역할을 하는지를 보여 줍니다. 같은 질병이라도 복용 중인 약물에 따라 치료 방법이 달라지고, 치료 결과에도 크게 영향을 줄 수 있습니다.

고령자는 평균 5~7가지의 약물을 복용하며, 그중 상당수가 심장이나 혈관에 영향을 미치는 약물들입니다. 혈압약, 혈액희석제, 심장약, 당뇨병약 등은 모두 응급상황에서 중요한 정보가 됩니다. 때로는 생명을 구하는 열쇠가 되기도 하고, 때로는 치료를 어렵게 만드는 요인이 되기도 합니다.

하지만 많은 고령자와 가족들이 약물 정보의 중요성을 모르고 있습니다. 복용 중인 약물을 물으면 "그냥 혈압약이에요", "심장에 좋다는 약이에요"라는 식으로 애매하게 답하거나 무슨 약을 먹는지 전혀 모르는 경우도 많습니다. 이런 정보 부족은 응급상황에서 적절한 치료를 지연시키거나 잘못된 치료로 이어질 수 있습니다.

심장 약물에 대한 정확한 이해와 체계적인 관리는 응급상황에서의 생존과 직결되는 중요한 문제입니다. 약물의 종류와 특성을 알고, 응급상황에서 어떤 영향을 미치는지 이해하며, 의료진에게 정확한 정보를 제공할 수 있어야 합니다.

혈압약과 혈전용해제의 영향

❶ 혈압약이 응급상황에 미치는 영향

고령자가 가장 흔히 복용하는 약물 중 하나가 혈압약입니다. 혈압약에는 여러 종류가 있으며, 각각 응급상황에서 다른 영향을 미칩니다.

ACE 억제제나 ARB 계열 혈압약(리시노프릴, 로사르탄 등)을 복용하는 환자는 탈수에 특히 취약합니다. 이런 약물은 신장 기능에 영향을 미쳐서 체액 조절 능력을 떨어뜨리므로 구토나 설사로 탈수가 생기면 급격한 신장 기능 악화나 혈압 하락이 올 수 있습니다. 응급상황에서 수액 치료가 더욱 중요해지는 이유입니다.

베타 차단제(메토프롤롤, 프로프라놀롤 등)를 복용하는 환자는 심박수와 혈압 반응이 다르게 나타납니다. 일반적으로 심근경색이나 쇼크 상황에서는 심박수가 빨라지는데, 베타 차단제를 복용하는 환자는 심박수가 느린 채로 유지될 수 있습니다. 이로 인해 응급상황의 심각성을 판단하기 어려울 수 있으므로 의료진에게 베타 차단제 복용 사실을 반드시 알려야 합니다.

칼슘 채널 차단제(암로디핀, 니페디핀 등)를 복용하는 환자는 혈관 확장 효과로 인해 혈압 하락에 더 민감합니다. 특히 니트로글리세린과 함께 사용하면 심각한 혈압 하락이 올 수 있으므로 주의가 필요합니다.

❷ 혈전용해제의 중요성과 위험성

혈전용해제는 심장질환이나 뇌졸중 예방에 매우 중요한 약물이지만 응급상황에서는 출혈 위험을 크게 증가시킵니다.

와파린(쿠마딘)을 복용하는 환자는 특히 주의해야 합니다. 와파린은 강력한 항응고제로, 작은 외상에도 심각한 출혈이 발생할 수 있습니다. 심근경색으로 응급실에 온 경우에도 혈전용해제 치료가 제한되며, 대신 응급 심장 혈관 조영술을 고려해야 합니다. 또한 머리 외상 시에는 뇌출혈 위험이 매우 높아서 즉시 CT 촬영이 필요합니다.

새로운 항응고제들(다비가트란, 리바록사반, 아픽사반 등)도 비슷한 출혈 위험이 있습니다. 와파린보다 안전하다고 알려져 있지만 응급상황에서는 여전히 출혈 위험을 고려해야 합니다. 이런 약물들은 특히 해독제가 제한적이어서 출혈이 발생하면 치료가 더 어려울 수 있습니다.

아스피린도 혈소판 기능을 억제하여 출혈 위험을 높입니다. 하지만 와파린보다는 위험이 적고, 심근경색 응급치료에서는 오히려 도움이 되는 경우가 많습니다. 응급실에서 심근경색이 확인되거나 의심되는 환자에게 아스피린을 씹어서 복용하라고 권하는 이유가 여기에 있습니다.

클로피도그렐(플라빅스)을 복용하는 환자도 출혈 위험이 있으며, 특히 수술이 필요한 경우에는 며칠 전부터 약물을 중단해야 할 수도 있습니다. 하지만 임의로 중단하면 혈전 위험이 높아지므로 반드시 의료진과 상의해야 합니다.

응급실에서 알려야 할 정보

❶ 의료진에게 반드시 알려야 하는 핵심 약물 정보

응급상황에서는 시간이 촉박하므로 중요한 약물 정보를 우선순위에 따라 정확히 전달해야 합니다.

최우선적으로 알려야 할 약물은 **혈액희석제**입니다. 와파린, 다비가트란, 리바록사반, 아픽사반 등의 항응고제와 아스피린, 클로피도그렐 등의 항혈소판제 복용 여부는 치료 방향을 결정하는 데 결정적입니다. 약물명을 정확히 모르더라도 **피를 묽게 하는 약**, **혈전 방지약**이라고 말하면 의료진이 이해할 수 있습니다.

두 번째로 중요한 것은 **심장 약물**입니다. 니트로글리세린, 베타 차단제, 디곡신 등의 심장 약물은 응급치료 과정에서 약물 상호 작용을 일으킬 수 있으므로 반드시 알려야 합니다. 특히 니트로글리세린을 복용하는 환자에게 발기부전 치료제(실데나필 등)가 투여되면 심각한 혈압 하락이 올 수 있습니다.

혈압약 정보도 중요합니다. 특히 베타 차단제나 칼슘 채널 차단제를 복용하는 경우에는 응급치료 시 혈압과 심박수 반응이 다르게 나타날 수 있으므로 의료진이 미리 알고 있어야 합니다.

당뇨병 약물, 특히 인슐린이나 경구혈당강하제 복용 정보도 필요합니다. 응급상황에서는 스트레스로 인해 혈당이 급변할 수 있고, 의식이 저하된 원인이 저혈당일 수도 있기 때문입니다.

❷ 약물 정보 전달의 실용적인 방법

가장 좋은 방법은 복용 중인 약물을 모두 가져가는 것입니다. 약물 상자나 약봉지를 그대로 가져가면 의료진이 정확한 약물명, 용량, 복용법을 한눈에 확인할 수 있습니다.

약물을 가져갈 수 없는 상황이라면 미리 작성해 둔 약물 목록을 활용합니다. 약물명, 용량, 복용 횟수, 복용 시작일 등을 정리해 둔 목록을 지갑에 넣어 두거나 휴대폰에 저장해 두면 응급상황에서 유용합니다. 건강보험심사평가원이 제공하는 '내가 먹는 약! 한눈에' 서비스와 같이 복약 내역을 확인할 수 있는 스마트폰 앱도 다양하므로 자신에게 편한 방식을 선택하면 됩니다.

최근 복용 시간도 중요한 정보입니다. 특히 혈액희석제나 당뇨병약의 경우 마지막 복용 시간이 치료 계획에 영향을 미칠 수 있습니다. 정확한 시간을 모르면 "오늘 아침에", "어제 저녁에" 정도라도 알려 주는 것이 좋습니다.

약물 알레르기나 부작용 경험도 반드시 알려야 합니다. 특정 약물에 알레르기가 있거나 심각한 부작용을 경험한 적이 있다면 응급치료 시 해당 약물을 피해야 하기 때문입니다.

처방전 없이 복용하는 일반의약품이나 건강보조식품도 언급해야 합니다. 은행잎 추출물, 오메가-3, 마늘 추출물 등도 혈액 응고에 영향을 줄 수 있고, 일부 한약재도 응급치료에 영향을 미칠 수 있습니다.

니트로글리세린의 올바른 사용법

협심증 환자의 응급 약물로 흔히 사용하는 니트로글리세린은 가슴 통증이 시작되면 즉시 사용해야 하며, 통증이 심해질 때까지 기다리면 안 됩니다. 조기에 사용할수록 효과가 좋고, 심근경색으로의 진행을 막을 수도 있습니다.

설하정(혀 밑에 넣는 알약)과 스프레이 형태가 있는데 설하정은 혀 밑에 넣고 녹여서 흡수시키는 방식이고, 스프레이는 혀 밑에 분사하는 방식입니다. 효과는 비슷하지만 사용법이 다릅니다.

설하정의 경우 알약을 깨물지 말고 혀 밑에 넣어서 완전히 녹을 때까지 기다립니다. 침을 삼키지 않고 그대로 두어야 약물이 혀 밑 혈관으로 흡수됩니다. 스프레이의 경우 혀를 들어 올려서 혀 밑에 1~2회 분사한 후 입을 다물고 기다립니다.

효과는 1~3분 내에 나타나야 합니다. 5분이 지나도 통증이 완화되지 않으면 두 번째 용량을 사용할 수 있습니다. 총 3회까지 5분 간격으로 사용할 수 있지만, 3번 사용해도 효과가 없으면 즉시 119에 신고해야 합니다.

부작용으로는 두통, 어지럼증, 혈압 하락 등이 있습니다. 특히 처음 복용하는 경우 혈압이 떨어져서 어지러울 수 있으므로 앉아서 진행하는 것이 안전합니다. 서서 복용하면 넘어져서 다칠 수 있습니다.

보관법도 중요합니다. 니트로글리세린은 빛과 열에 약하므로 서늘하고 어두운 곳에 보관해야 합니다. 원래의 용기에 보관하고 유효 기간을 체크하여 정기적으로 교체해야 합니다. 약물이 변질되면 효과가 없을 수 있으므로 새 약으로 교체합니다.

금기 사항도 알아 두어야 합니다. 혈압이 매우 낮거나(수축기 혈압 90mmHg 미만) 최근에 발기부전 치료제를 복용했거나 심한 탈수 상태에서는 사용하면 안 됩니다. 이런 경우에는 니트로글리세린을 복용하는 대신 즉시 119에 신고해야 합니다.

Chapter 5

3줄 요약

1 협심증은 관상동맥이 좁아진 탓에 활동 시 가슴 통증이 생기지만 휴식과 니트로글리세린으로 호전되는 반면 심근경색은 혈관이 완전히 막혀 심장 근육이 죽어 가는 치명적인 응급상황입니다.

2 고령자의 심근경색은 전형적인 흉통 없이 소화불량, 극심한 피로, 의식 저하 등 비전형적 증상으로 나타날 수 있어 조기 인지가 어렵습니다.

3 심정지 발생 시 즉각적인 심폐소생술과 AED 사용이 생존을 좌우하며, 응급실에서는 환자가 복용하는 심장·혈압·항응고제 약물 정보가 치료 방향과 안전성에 결정적으로 중요합니다.

체크 포인트

+ 왼쪽 가슴에서 턱이나 어깨를 향해 뻗치는 답답하고 짓누르는 듯한 양상의 통증이 있을 경우 즉시 병원에 가기
+ 당뇨, 고령, 여성의 경우 비전형적 가슴 통증 주의하기
+ 심폐소생술에서 가장 중요한 요소는 빠른 AED 적용과 정확한 흉부 압박(복장뼈 아래 2/3 지점, 5~6cm 깊이, 100~120회/분)

Chapter 6

낙상과 골절
: 작은 넘어짐, 큰 위험

낙상 후 숨겨진 위험들

상황 12

78세 이 할머니는 집 앞 계단에서 미끄러져 넘어졌습니다. 다행히 의식도 있고 걸을 수 있었으며 겉으로 보기에는 무릎에 작은 찰과상이 있을 뿐이었습니다. 가족들은 크게 다치지 않아 다행이라며 안심했고, 할머니도 괜찮다고 하시며 집으로 들어갔습니다. 하지만 3시간 후 할머니는 갑자기 심한 두통을 호소하기 시작했습니다. 그리고 30분 후에는 의식을 잃고 쓰러졌습니다. 급히 119에 신고해서 응급실로 갔고, CT 검사 결과 외상성 뇌출혈이 발견되었습니다. 넘어질 때 머리를 살짝 부딪혔지만 겉으로는 상처가 없어서 아무도 심각하게 생각하지 않았던 것입니다. 응급수술을 받았지만 할머니는 의식을 회복하지 못했고, 결국 일주일 후 돌아가셨습니다. 의사는 "초기에 병원에 왔다면 살릴 수 있었을 것"이라고 했습니다. 단순해 보이는 낙상이 생명을 앗아 간 것입니다.

같은 아파트에 사는 75세 장 할아버지도 비슷한 경험을 했습니다. 욕실에서 미끄러져 넘어졌는데, 겉으로는 아무런 상처가 없어 보였습니다. 하지만 가족들이 조심스럽게 관찰했고, 다음 날 소변에서 피가 나오는 것을 발견했습니다. 즉시 병원에 가서 검사한 결과 신장 손상이 있었지만 조기 발견으로 큰 수술 없이 치료할 수 있었습니다.

두 사례는 낙상의 진정한 위험성을 보여 줍니다. 고령자의 낙상이 무서운 것은 눈에 보이는 외상이 아니라 눈에 보이지 않는 내부 손상 때문입니다. 뇌출혈, 내장 파열, 골절, 척추 손상 등은 증상이 즉시 나타나지 않을 수 있어서 더욱 위험합니다.

고령자는 혈관이 약하고 뼈가 부러지기 쉬우며, 내장 기관도 약해져 있습니다. 따라서 같은 강도의 충격이라도 더 심각한 손상을 입을 수 있습니다. 또한 혈액희석제를 복용하는 고령자가 많아서 작은 출혈도 멈추지 않고 계속 진행될 수 있습니다.

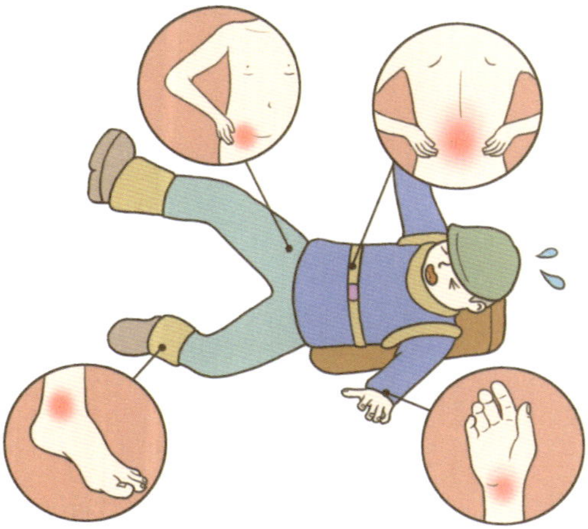

낙상 사고 주요 골절 부위

고관절 골절의 위험성

❶ 고관절 골절이 고령자에게 미치는 심각한 영향

고관절 골절은 고령자에게 치명적입니다. 단순히 뼈가 부러지는 것을 넘어서 생명을 위협하는 합병증들을 동반하기 때문입니다.

장기간의 침상 안정이 필요하다는 점이 가장 큰 문제입니다. 고령자가 몇 주 동안 침대에만 누워 있으면 폐렴, 욕창, 혈전증, 근력 소실, 인지 기능 저하 등 다양한 합병증이 발생합니다. 이런 합병증들은 종종 원래의 골절보다 더 위험할 수 있습니다.

통계적으로 고관절 골절을 당한 고령자의 1년 내 사망률은 20~30%에 달합니다. 이는 다수의 암 사망률보다 높은 수치입니다. 골절 자체로 죽는 것이 아니라 합병증으로 인해 전반적인 건강 상태가 악화되어 사망에 이르게 됩니다.

고관절 골절은 초기에 진단하기 어려운 경우가 많습니다. 특히 불완전 골절이나 스트레스 골절의 경우 엑스레이에서도 잘 보이지 않을 수 있습니다. "조금 아프긴 하지만 걸을 수 있다"고 해도 실제로는 골절 가능성이 있으므로 주의가 필요합니다.

넘어진 후 사타구니나 엉덩이 부위의 통증, 다리 길이의 차이, 발가락이 바깥쪽을 향하는 외회전, 체중을 실을 수 없는 증상 등이 나타나면 고관절 골절을 의심해야 합니다.

❷ 고관절 골절의 조기 발견과 대응 방법

낙상 후 고관절 부위에 통증이 있다면 절대 억지로 일어서면 안 됩니다. 불완전 골절이 완전 골절로 진행될 수 있기 때문입니다. 그 대신 환자를 편안한 자세로 눕히고 즉시 119에 신고해야 합니다.

통증이 심하지 않다고 해서 골절이 없는 것은 아닙니다. 고령자는 통증 감각이 둔해지는 데다 근육이나 인대가 골절 부위를 지지하고 있을 수 있습니다. 따라서 통증의 정도보다는 기능적인 평가가 더 중요합니다.

기능적 평가는 환자가 누운 상태에서 다리를 들어 올릴 수 있는지,

무릎을 구부릴 수 있는지, 발목을 움직일 수 있는지 확인하는 것을 말합니다. 이런 동작이 불가능하거나 심한 통증이 있다면 골절을 의심해야 합니다.

이송 시에도 주의가 필요합니다. 고관절 골절이 의심되는 환자는 함부로 움직이면 안 됩니다. 전문적인 고정 장비 없이 이송하면 골절이 악화되거나 혈관이나 신경 손상이 발생할 수 있습니다. 가능하면 구급차를 기다리는 것이 안전합니다.

병원에 내원하면 엑스레이로 골절 여부를 확인하게 됩니다. 엑스레이 소견에서 미세 골절이 잘 보이지 않는 경우가 있어서 임상적으로 강하게 의심되면 CT까지 진행합니다. 골절이 확진되면 최대한 빨리 수술적 치료를 받아야 합니다. 과거에는 고령자라는 이유로 수술을 미루는 경우가 많았지만 현재는 48시간 이내에 수술하는 것이 원칙입니다. 조기 수술이 합병증을 줄이고 기능 회복을 촉진하는 가장 좋은 방법이기 때문입니다.

수술 후 재활도 매우 중요합니다. 수술 다음 날부터 침상에서 앉는 연습을 시작하고, 가능한 한 빨리 보행 훈련을 시작해야 합니다. 오래 누워 있을수록 합병증 위험이 높아지므로 적극적인 재활이 필요합니다.

머리 외상 주의사항

❶ 고령자 머리 외상의 특수성

고령자 뇌의 큰 특징은 뇌 위축입니다. 나이가 들면서 뇌가 줄어들어 두개골과 뇌 사이의 공간이 넓어집니다.

이런 해부학적 변화는 양날의 검과 같습니다. 한편으로는 뇌가 충격을 받았을 때 이동할 수 있는 공간이 있어서 급성 뇌압 상승을 어느 정도 완충하는 효과가 있습니다. 반면 뇌와 두개골을 연결하는 혈관들이 늘어나 있어서 작은 충격에도 혈관이 끊어지기 쉽습니다.

뇌출혈은 출혈의 발생 부위에 따라 경막외 출혈, 경막하 출혈, 지주막하 출혈, 뇌실질 내 출혈, 뇌실 내 출혈 등으로 구분합니다.

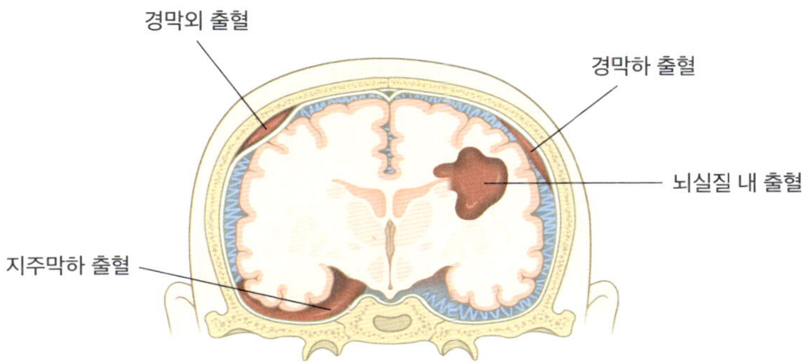

뇌출혈의 종류

낙상에 의한 뇌출혈은 경막하 출혈의 위험이 높습니다. 경막하 출혈은 뇌 표면의 정맥이 끊어져서 뇌와 두개골 사이에 피가 고이는 상태입니다. 젊은 사람의 경우 강한 충격에서만 발생하지만 고령자에게는 아주 가벼운 충격으로도 발생할 수 있습니다. 심지어 넘어진 기억도 없이 발생하는 경우도 있습니다.

지연성 뇌출혈은 외상 직후에는 출혈이 없다가 수 시간에서 수일 뒤에 발견되는 뇌출혈을 의미합니다. 이 상황이 특히 위험한 이유는 뇌에 피가 서서히 고이는 만큼 증상도 서서히 나타나기 때문입니다. 처음에는 가벼운 두통이나 어지럼증 정도로 시작해서 점차 의식 저하, 언어 장애, 마비 등으로 진행됩니다. 나이가 들어서 그런가 보다, 하고 넘기기 쉬운 증상들이기에 진단이 지연되는 경우가 많으므로 주의가 필요합니다.

혈액희석제를 복용하는 고령자는 더욱 위험합니다. 와파린, 아스피린, 클로피도그렐 등을 복용하는 환자는 아주 작은 뇌출혈도 계속 진행되어 생명을 위협할 수 있습니다. 이런 환자들은 머리를 살짝 부딪히기만 해도 병원에서 CT 검사를 받아야 합니다.

❷ 지연성 뇌출혈의 조기 발견과 대응 방법

머리 외상 후 24~72시간을 가장 주의해야 합니다. 이 동안은 환자를 혼자 두지 말고 지속적으로 관찰해야 합니다. 특히 밤에는 2~3시간마다 깨워서 의식 상태를 확인하는 것이 좋습니다.

주의해야 할 증상들은 다음과 같습니다. 지속적이거나 악화되는 두통, 반복되는 구토, 점차 심해지는 의식 저하, 언어 장애나 혼란, 한쪽 팔다리의 약화, 보행 장애, 성격이나 행동의 변화. 이런 증상 중 하나라도 나타나면 즉시 응급실로 가야 합니다.

고령자의 증상은 모호할 가능성이 높으므로 더욱 주의해야 합니다. 말투가 평소와 다르거나 걸을 때 비틀거리는 등 뭔가 이상하게 느껴지는 작은 변화도 중요한 신호일 수 있습니다. 치매 환자의 경우 갑작스러운 인지 기능 악화나 행동 변화가 보이면 뇌출혈을 의심할 수 있습니다.

응급실에서는 대부분 CT 촬영을 시행합니다. CT는 급성 뇌출혈을 진단하는 가장 좋은 검사입니다. 하지만 초기에는 CT에서 이상이 없더라도 나중에 출혈이 나타날 수 있으므로 증상이 지속되면 추적 검사가 필요합니다.

치료 방법은 출혈의 크기와 위치, 환자의 상태에 따라 결정됩니다. 작은 출혈은 보존적 치료로 경과를 관찰하지만 큰 출혈은 응급수술이 필요할 수 있습니다. 혈액희석제를 복용하던 환자는 약물을 중단하고 지혈제를 투여해야 할 수도 있습니다.

무엇보다 예방이 중요합니다. 머리 외상 후 24~48시간 동안은 안정을 취하고 음주를 피하며 혼자 있지 않도록 해야 합니다. 또한 혈액희석제를 복용하는 고령자는 아무리 가벼운 머리 외상이라도 의사와 상의해야 합니다.

복부와 흉부 내부 출혈 가능성

❶ 복부 및 흉부 내부 출혈의 위험성

고령자 낙상 시 겉으로는 상처가 없어 보여도 내부 장기에 심각한 손상이 있을 수 있습니다. 특히 복부 장기는 외부에서 보이지 않아서 진단이 어렵고, 증상이 늦게 나타나서 더욱 위험합니다.

간, 비장, 신장 등의 고형 장기는 혈류가 풍부해서 손상 시 심각한 출혈을 일으킬 수 있습니다. 특히 비장 파열은 생명을 위협하기에 응급수술이 필요한 상황입니다. 간 손상도 마찬가지로 대량 출혈을 일으킬 수 있어서 조기 발견이 중요합니다.

신장 손상은 상대적으로 흔하지만 놓치기 쉽습니다. 옆구리나 등을 부딪혔을 때 발생할 수 있으며, 혈뇨가 가장 중요한 신호입니다. 하지만 초기에는 혈뇨가 눈으로 보이지 않을 수 있어서 소변 검사가 필요합니다.

흉부 내부 손상도 위험합니다. 늑골 골절이 있으면 폐나 심장, 대혈관에도 영향을 줄 수 있습니다. 기흉(폐에 구멍이 나서 공기가 새는 상태)이 발생하면 호흡곤란이나 가슴 통증이 나타날 수 있으며, 심장이나 대혈관 손상은 즉시 생명을 위협할 수 있는 응급상황입니다.

고령자는 혈관이 약하고 혈액 응고 기능이 떨어져 있어서 작은 손상에도 출혈이 진행될 수 있습니다. 또한 혈액희석제를 복용하는 경우가 많아서 출혈이 멈추지 않고 계속될 위험이 높습니다.

❷ 내부 출혈의 조기 발견 방법

내부 출혈은 초기에는 특별한 증상이 없을 수 있지만 출혈이 진행되면서 점차 증상이 나타납니다. 중요한 것은 활력징후의 변화를 관찰하는 것입니다.

혈압 하락과 맥박 증가가 가장 중요한 신호입니다. 출혈로 인해 혈액량이 감소하면 혈압이 떨어지고, 이를 보상하기 위해 심박수가 빨라집니다. 평소 혈압이 정상이던 사람이 갑자기 혈압이 떨어지거나 맥박이 100회 이상으로 빨라진다면 내부 출혈을 의심해야 합니다. 혈압을 직접 측정할 수 없는 경우에는 앉았다가 일어날 때 갑자기 눈앞이 캄캄해지거나 어지러움을 느끼는 증상, 또는 실제로 의식을 잃는 실신을 통해 알아차릴 수 있습니다.

피부색과 체온 변화도 중요한 지표입니다. 출혈이 진행되면 피부가 창백해지고 차가워집니다. 특히 손톱을 눌렀다가 놓았을 때 하얗게 변했던 부위에 정상적인 혈류가 돌아와서 원래의 분홍색을 되찾는 시간이 3초 이상 걸린다면 출혈에 따른 체액량의 부족으로 발생하는 순환 장애를 의심할 수 있습니다. 이는 '모세혈관 재충만 시간capillary refill time'이라는 검사 방식으로, 출혈의 중증도를 파악하기 위해 임상 현장에서 사용되고 있습니다.

복부 증상도 주의 깊게 관찰해야 합니다. 복부 팽만, 지속적인 복통, 구토나 구역질, 만졌을 때 딱딱한 증상 등이 나타날 수 있습니다. 특히 복부를 살짝 눌렀다가 뗄 때 더 아픈 반발 압통이 있다면 복막 자극을 의미하며, 이는 대부분 수술적 치료가 필요한 상황이므로 즉시 병원에 가야 합니다.

소변 색깔 변화도 중요합니다. 붉은색이나 갈색 소변이 나온다면 신장이나 요로 손상을 의심해야 합니다. 낙상 직후에는 괜찮다가 얼마 후에 혈뇨가 나타날 수도 있으므로 낙상 후 24시간 동안은 소변 색깔을 주의 깊게 살핍니다.

호흡 증상도 놓치지 말아야 합니다. 가슴을 부딪혔다면 호흡곤란, 가슴 통증, 기침 등이 나타날 수 있습니다. 특히 한쪽 가슴 통증이나 호흡 시 악화되는 통증이 있다면 늑골 골절이나 기흉을 의심해야 합니다. 기흉은 정도에 따라 생명을 위협할 수도 있으므로 빠른 진단과 적절한 처치가 필요합니다.

척추 손상의 숨겨진 신호들

❶ 고령자 척추 손상의 특수성

척추는 나이가 들면서 여러 변화를 겪습니다. 척추뼈는 골다공증으로 인해 약해지고, 척추뼈 사이에서 척추뼈끼리 부딪치는 것을 막아 주는 말랑말랑한 쿠션 역할을 하는 추간판은 퇴행성 변화로 얇아지며, 인대는 탄력을 잃고 딱딱해집니다. 이런 변화들로 인해 고령자는 작은 충격에도 척추 손상을 입기 쉽습니다.

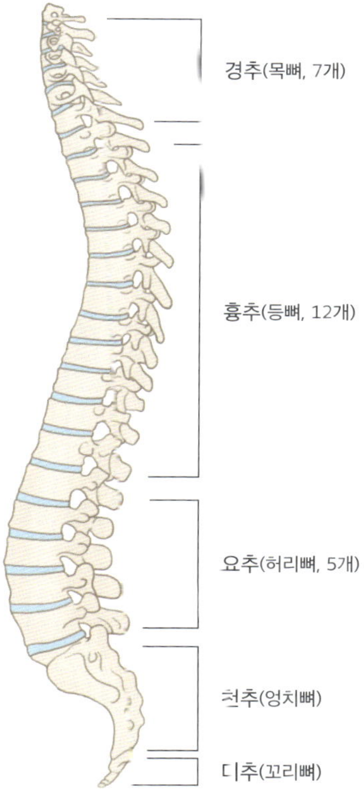

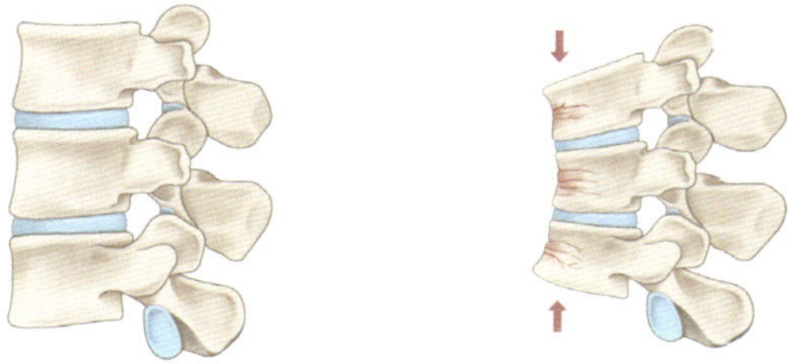

정상 척추 　　　　　　　　　　 압박골절

그중 압박골절이 가장 흔한 손상입니다. 압박골절은 척추뼈가 납작하게 눌려서 변형되는 골절로, 심한 통증을 유발하지만 즉시 마비가 오지는 않습니다. 하지만 치료하지 않으면 척추 변형이 진행되어 만성 통증이나 장기적인 기능 장애를 일으킬 수 있습니다.

더 심각한 것은 척추관 협착이나 척수 손상입니다. 낙상으로 인해 기존에 있던 척추관 협착이 악화되거나 척수에 직접적인 손상이 가해질 수 있습니다. 이런 경우 마비나 감각 저하 등의 신경학적 증상이 나타날 수 있습니다.

고령자 척추 손상은 진단이 어렵다는 점에서 위험합니다. 평소에도 허리 통증이 있던 고령자가 많아서 원래 아프던 곳이 더 아픈 것으로 오인하기 쉽습니다. 또한 골다공증성 압박골절은 엑스레이에서도 놓치기 쉬워서 MRI 검사가 필요한 경우가 많습니다.

척추 손상은 대체로 다른 부위 손상과 함께 발생합니다. 특히 고관절 골절과 더불어 발생하는 경우가 흔하므로 한 부위에 손상이 있다면 척추도 함께 확인해야 합니다.

❷ 척추 손상의 조기 발견과 대응 방법

척추 손상을 의심할 수 있는 증상들을 알아 두는 것이 좋으며, 가장 중요한 것은 통증의 양상입니다. 급성으로 시작된 허리나 목의 심한 통증, 기침이나 재채기할 때 악화되는 통증, 움직일 때 심해지는 통증 등이 나타나면 척추 손상을 의심해야 합니다.

신경학적 증상도 중요한 신호입니다. 팔다리 저림이나 무감각, 근력 약화, 배뇨나 배변 장애, 성기능 장애 등이 나타나면 척수 손상을 의심해야 합니다. 이런 증상들은 즉시 나타나지 않고 시간이 지나면서 점차 나타날 수도 있습니다.

자세나 보행의 변화도 관찰해야 합니다. 갑자기 허리를 펴지 못하거나, 한쪽으로 기울어진 자세를 취하거나, 보행 패턴이 변했다면 척추 손상을 의심할 수 있습니다.

척추 손상이 의심되는 환자는 함부로 움직이면 안 됩니다. 특히 목 부위 손상이 의심된다면 목 고정과 전문적인 이송이 필요합니다. 일반인이 할 수 있는 최선의 응급처치는 환자를 안전한 자세로 고정하고 119를 기다리는 것입니다.

통증 관리도 중요하지만 함부로 진통제를 사용하면 안 됩니다. 진통제로 인해 통증이 가려지면 손상의 정도를 정확히 평가하기 어려워집니다. 또한 일부 진통제는 출혈을 증가시킬 수 있어서 주의가 필요합니다.

조기 진단을 위해서는 적절한 영상 검사가 필요합니다. 단순 엑스레이로는 놓칠 수 있는 손상들이 많으므로 증상이 지속되면 CT나 MRI 검사를 고려해야 합니다. 특히 신경학적 증상이 있다면 즉시 MRI 검사가 필요합니다.

낙상 후 응급처치

상황 13

83세 최 할머니가 집 현관에서 넘어졌을 때 옆에 있던 아들은 즉시 할머니를 일으켜 세우기 위해 팔을 잡아당겼습니다. 하지만 할머니는 "아야, 다리가 아파!"라고 하시며 일어서지 못했습니다. 억지로 일으켜 세우려다 할머니가 더 큰 고통을 호소해서 그제서야 119에 신고했습니다. 병원에서 확인해 보니 고관절 골절이었고, 억지로 움직이려 했던 것이 골절을 더 악화시켰다는 진단을 받았습니다.

반면 같은 아파트에 사는 75세 구 할아버지가 넘어졌을 때는 상황이 달랐습니다. 그 장면을 목격한 이웃 할머니는 6개월 전 응급처치 교육을 받은 경험이 있었습니다. "할아버지, 움직이지 마세요. 제가 도와 드릴게요"라고 하며 먼저 할아버지의 의식과 호흡을 확인했습니다. 그리고 즉시 119에 신고한 후 할아버지가 안전한 자세를 유지하도록 살피며 구급차를 기다렸습니다. 결과적으로 할아버지는 큰 부상 없이 회복할 수 있었습니다.

두 사례는 낙상 후 초기 대응이 얼마나 중요한지를 보여 줍니다. 잘못된 응급처치는 상황을 악화시키는 반면 올바른 응급처치는 추가 손상을 방지하고 환자의 고통을 줄일 수 있습니다.

낙상 후 첫 5분은 환자의 향후 치료 결과를 좌우합니다. 이 시간 동안 올바른 응급처치를 시행하면 생명을 구할 수 있고 잘못된 처치를 하면 회복 불가능한 손상을 입힐 수 있습니다. 특히 고령자는 뼈가 약하고 혈관이 부서지기 쉬워서 더욱 신중한 접근이 필요합니다.

가장 중요한 원칙은 **서두르지 말고 차근차근**입니다. 가족이 넘어진 것을 보면 당황스럽고 빨리 도움을 주고 싶은 마음이 앞서겠지만 성급한 행동은 오히려 해가 될 수 있습니다. 그 대신 침착하게 상황을 파악하고 단계별로 접근하는 것이 가장 안전하고 효과적입니다.

또 다른 중요한 원칙은 **Do No Harm(해를 끼치지 마라)**입니다. 확실하지 않은 처치보다는 안전한 방법을 선택하고 전문가의 도움을 받는 것이 현명합니다. 완벽한 응급처치를 하려고 하기보다는 환자를 안전하게 지키고 전문 의료진이 올 때까지 상태를 유지하는 것이 목표입니다.

환자를 움직여도 될까?

❶ 낙상 환자를 움직여도 되는지 판단하는 기준

응급처치에서 매우 중요하면서도 어려운 판단 중 하나입니다. 잘못 판단하면 척추 손상이나 골절을 악화시킬 수 있기 때문입니다.

절대 움직이면 안 되는 상황들을 먼저 알아야 합니다. 의식이 없거나 혼란스러워하는 경우, 목이나 등에 통증을 호소하는 경우, 팔다리를 움직이지 못하거나 감각이 없다고 하는 경우, 심한 변형이나 골절이 의심되는 경우에는 절대 환자를 움직이면 안 됩니다.

또한 넘어진 높이나 충격의 정도도 고려해야 합니다. 계단에서 굴러떨어졌거나 높은 곳에서 떨어진 경우, 머리를 심하게 부딪힌 경우에는 척추나 머리 손상 가능성이 높으므로 함부로 움직이지 않습니다.

환자가 "목이 아파요", "허리가 끊어질 것 같아요", "다리에 힘이 안 들어가요"라고 호소한다면 심각한 손상이 있을 수 있으므로 움직이지 말고 119를 기다릴 것을 권합니다.

❷ 조심스럽게 움직일 수 있는 상황과 방법

환자가 의식이 명료하고, 목과 등에 통증이 없으며, 팔다리를 정상적으로 움직일 수 있고, 가볍게 넘어진 상태였다면 조심스럽게 움직이는 것을 고려할 수 있습니다. 하지만 이런 경우에도 무작정 일으켜 세우면 안 됩니다. 먼저 환자에게 "천천히 움직여 보세요"라고 말한 뒤 스스로 움직일 수 있는지 확인해야 합니다. 환자가 스스로 몸을 움직일 수 있고 통증이 심하지 않다면 천천히 도와줄 수 있습니다.

도움을 줄 때는 반드시 여러 사람이 함께해야 합니다. 한 사람은 머리와 목을 지지하고, 다른 사람은 몸통을 지지하고, 또 다른 사람은 다리를 지지해서 몸이 일직선을 유지하도록 해야 합니다. 절대 한 사람이 팔만 잡고 끌어올리려 하면 안 됩니다.

움직이는 과정에서 환자가 통증을 호소하거나 이상한 증상을 보이면 즉시 중단하고 원래 자세로 돌려놓아야 합니다. 그리고 119에 신고해서 전문가의 도움을 받아야 합니다.

환자를 안전한 곳으로 이동시켜야 하는 경우도 있습니다. 교통사고 현장이나 화재 위험이 있는 곳, 추위나 더위에 노출된 곳에서는 추가 위험을 피하기 위해 이동이 필요할 수 있습니다. 하지만 이런 경우에도 가능한 한 전문가의 지시를 받아 가며 조심스럽게 이동해야 합니다.

골절 의심 시 대처 방법

❶ 골절을 의심할 수 있는 상황과 증상

고령자는 골다공증으로 인해 뼈가 약해져 있어서 작은 충격에도 골절이 발생할 수 있습니다. 따라서 넘어진 후에는 항상 골절 가능성을 염두에 두어야 합니다.

골절을 의심할 수 있는 증상으로는 특정 부위의 심한 통증, 해당 부위를 움직일 수 없거나 움직일 때의 극심한 통증, 부종이나 변형, 비정상적인 위치나 각도, 뼈가 부러지는 소리를 들었다는 증언 등이 있습니다. 이런 증상이 하나라도 있다면 골절을 의심하고 적절한 처치를 해야 합니다.

특히 주의해야 할 부위는 고관절, 손목, 척추, 늑골 등입니다. 이런 부위는 고령자에게 흔히 골절이 발생하는 곳이며, 합병증의 위험도 높습니다. 고관절 골절의 경우 다리 길이가 달라 보이거나 발끝이 바깥쪽을 향하는 외회전이 나타날 수 있습니다.

골절이 의심되는 부위는 절대 억지로 움직이면 안 됩니다. 불완전 골절이 완전 골절로 진행되거나 골절편이 혈관이나 신경을 손상시킬 수 있기 때문입니다. 대신 환자를 편안한 자세로 유지하고 해당 부위를 고정해야 합니다.

❷ 응급상황에서 할 수 있는 간단한 고정법

전문가용 부목이 없어도 주변에 있는 물건들을 활용해서 기본적인 고정을 할 수 있습니다. 팔 골절의 경우 삼각건이나 스카프, 긴 수건 등을 이용해서 팔을 가슴에 고정할 수 있습니다. 골절된 팔을 몸통에 대고 삼각건으로 받쳐서 목에 걸어 주면 됩니다. 이때 골절 부위가 움직이지 않도록 부드러운 쿠션이나 타월로 받쳐 주는 것이 좋습니다.

다리 골절의 경우에는 더욱 주의해야 합니다. 고관절이나 대퇴골 골절이 의심되면 함부로 고정하지 않고 구급대를 기다리는 것이 안전합니다. 하지만 발목이나 정강이 골절의 경우에는 판자나 잡지, 우산 등을 이용해서 간단히 고정할 수 있습니다.

고정할 때의 원칙은 골절 부위의 위아래 관절을 함께 고정하는 것입니다. 뼈와 뼈를 연결해 주는 부위를 관절이라고 하는데, 부러진 뼈를 기준으로 몸에서 가까운(근위부) 관절과 먼 쪽(원위부)의 관절을 같이

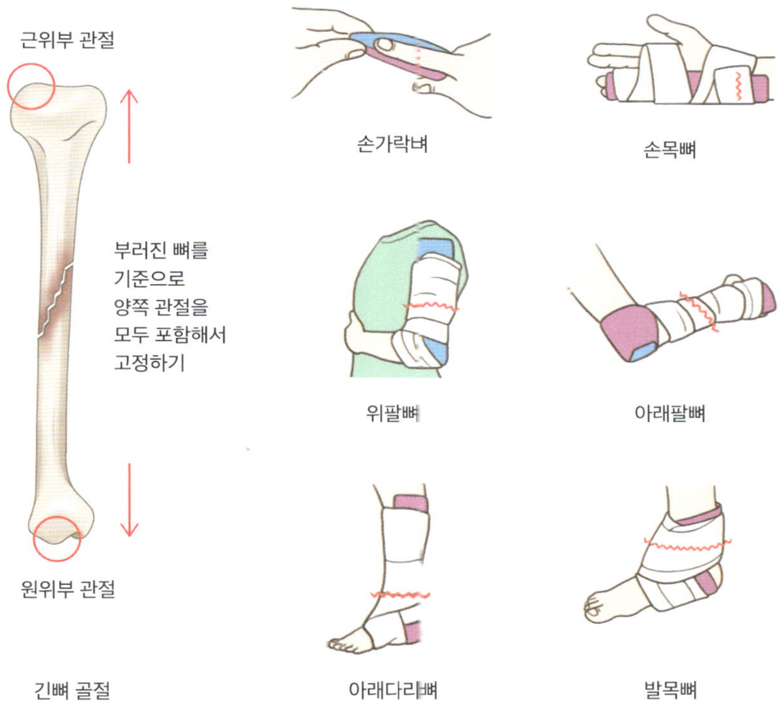

골절 시 참고할 수 있는 고정 방법

고정해 준다는 의미입니다. 예를 들어 전완부(팔꿈치와 손목 사이) 골절의 경우 팔꿈치와 손목 모두 움직이지 않도록 고정해야 합니다. 그렇게 해야 골절 부위가 안정적으로 유지됩니다.

고정 재료는 부드럽고 튼튼한 것을 사용해야 합니다. 너무 딱딱하면 환자에게 고통을 주고 너무 약하면 고정 효과가 없습니다. 또한 혈액 순환을 방해하지 않도록 너무 꽉 조이지 말아야 합니다. 손가락이나 발가락 끝이 파랗게 되거나 차가워지면 너무 꽉 조인 것이므로 즉시 느슨하게 해야 합니다.

개방성 골절(뼈가 피부를 뚫고 나온 상태)의 경우에는 더욱 주의해야 합니다. 뼈를 다시 집어넣으려 하지 말고, 깨끗한 거즈나 천으로 상처 부위를 덮고 지혈에 중점을 두어야 합니다. 감염 위험이 높으므로 가능한 한 빨리 병원 치료를 받아야 합니다.

출혈 부위 응급처치 방법

낙상 후 외부 출혈이 있는 경우 신속하고 적절한 지혈이 중요합니다. 특히 고령자는 혈액희석제를 복용하는 경우가 많아서 작은 상처에도 출혈이 멈추지 않을 수 있으므로 더욱 주의가 필요합니다.

지혈의 기본 원칙은 직접 압박입니다. 출혈 부위에 깨끗한 거즈나 천을 대고 손으로 직접 눌러서 압박합니다. 이때 사용하는 천은 최대한 깨끗한 것이 좋지만, 응급상황에서는 깨끗하지 않더라도 지혈이 우선입니다. 감염은 치료할 수 있지만 과다출혈로 인한 쇼크는 생명을 위협할 수 있기 때문입니다.

압박할 때는 충분한 압력을 가해야 합니다. 살짝 누르는 정도로는 효과가 없고, 출혈이 멈출 정도로 강하게 눌러야 합니다. 환자가 아파

할 수 있지만 생명을 구하기 위해서 필요한 조치입니다. 압박 후 5~10분 정도 지나면 대부분의 출혈은 멈춥니다.

압박 중에 피가 천을 적시더라도 천을 제거하지 않습니다. 그 위에 새로운 천을 덧대고 계속 압박해야 합니다. 이미 형성된 혈전을 제거하면 출혈이 다시 시작될 수 있기 때문입니다.

높이 올리기(거상)도 도움이 됩니다. 출혈 부위를 심장보다 높게 올리면 중력에 의해 출혈량이 줄어듭니다. 하지만 골절이 의심되는 부위는 함부로 움직이면 안 되므로 골절이 없다고 확신할 수 있는 경우에만 시행해야 합니다.

압박점 지혈법도 알아 두면 유용합니다. 출혈 부위보다 심장에 가까운 곳에서 동맥을 압박하여 혈류를 차단하는 방법입니다. 팔의 경우 겨드랑이 동맥을, 다리의 경우 사타구니 동맥을 압박할 수 있습니다. 하지만 숙련이 필요한 방법인 데다 장시간 시행하면 조직 손상을 일으킬 수 있으므로 전문가의 지도하에 시행하는 것이 좋습니다.

머리나 얼굴 출혈의 경우에는 특별한 주의가 필요합니다. 두개골 골절 시 강하게 압박하면 뇌 손상을 악화시킬 수 있으므로 가볍게 덮어 주는 정도로 조치하고 즉시 119에 신고해야 합니다.

코 출혈의 경우에는 머리를 뒤로 젖히지 말고 앞으로 숙여서 피가 목으로 넘어가지 않도록 해야 합니다. 휴지나 거즈로 흐르는 코를 막는 것도 좋지만 너무 강하게 막으면 코가 목으로 넘어가게 될 수 있으므로 주의해야 하고, 콧방울 아래쪽을 손가락으로 10~15분간 압박하면 대부분 멈춥니다.

지혈 과정에서 환자의 전반적인 상태를 계속 관찰합니다. 출혈량이 많거나 환자가 창백해지고 맥박이 빨라진다면 쇼크를 의심해야 합니다. 이런 경우에는 환자를 눕히고 다리를 높게 올려서 혈액 순환을 도운 뒤 즉시 119에 신고해야 합니다.

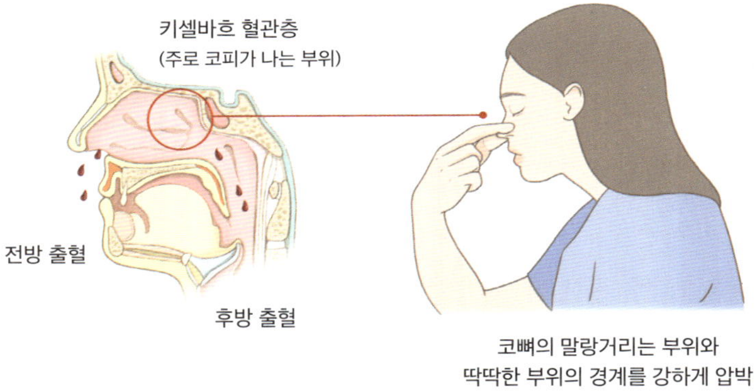

Chapter 6

3줄 요약

1 노인의 낙상은 겉으로는 상처가 없어 보여도 뇌출혈, 내장 손상, 골절, 척수 손상 등 보이지 않는 내부 손상이 발생할 수 있어 매우 위험합니다.

2 특히 고령자는 혈관과 뼈, 장기가 약하고 혈액희석제를 복용하는 경우가 많아서 작은 충격도 치명적인 결과로 이어질 수 있습니다.

3 따라서 낙상 후에는 증상이 미약하더라도 철저한 관찰과 조기 병원 진료가 반드시 필요합니다.

체크 포인트

+ 낙상은 예방이 최선이므로 넘어질 위험이 있는 장소나 자세는 최대한 피하기
+ 낙상 발생 시 통증이 심하지 않더라도 반드시 병원에 가서 검사 받기
+ 평소 걷는 게 불안한 고령자는 지팡이, 보행기 등의 보조도구를 적극적으로 사용하기

Chapter 7

발열과 감염증

: 약화되는 면역력

발열과 감염증

상황 14

86세 남 할머니는 평소 혈압약만 드시며 건강하게 지냈습니다. 그런데 사흘 전부터 기운이 없는 듯하더니 어제부터는 밥맛이 없다며 거의 드시지 않습니다. 오늘 아침에는 어지럽다며 침대에서 일어나려 하지 않으시기에 체온을 재어 보니 37.8도가 나왔습니다. 기침이나 가래 같은 감기 증상은 없지만 소변을 볼 때 아프다고 하시며 평소보다 자주 화장실에 갑니다. 가족들은 걱정이 되어 환자와 함께 병원에 내원했고, 심한 신우신염이라는 진단을 받고 일주일간 입원 치료를 받아야 했습니다. 확실한 열이나 증상도 없이 심각한 감염증이 걸렸다는 의료진의 설명에 가족들은 당황할 수밖에 없었습니다.

75세 서 할아버지는 생일날을 기념하여 해외여행을 다녀온 뒤부터 기침 증상이 발생했습니다. 열도 가래도 없어서 단순 감기로 생각하고 약국에서 기침약을 사다 먹었으나 증상은 좀처럼 나아지지 않았습니다. 동네 병원에서 시행한 엑스레이 검사에서 폐렴이 심하다는 이야기를 듣고, 종합병원 응급실로 가서 2주간 항생제 치료를 받고 난 뒤에 퇴원을 할 수 있었습니다.

두 사례와 같이 뚜렷한 발열 증상 없이 그저 컨디션이 나빠 보이는 상황도 고령자에서는 심각한 감염일 수 있습니다. 우리가 살고 있는 이 시대를 **감염의 시대**라고 표현하는 학자들이 늘어나고 있습니다. 독감, 메르스, 코로나바이러스 등 주기적으로 전 세계를 강타하는 신종 감염병이 나타나고, 과거 인류가 정복했다고 여겨졌던 결핵이나 다제내성균 등도 다시 위협이 되고 있습니다. 고령자는 약화된 면역력으로 인해 감염에 더욱 쉽게 노출되고 회복도 어려울 수밖에 없어 조기 진단과 적절한 치료가 매우 중요합니다.

고령자 감염에 대한 인지와 초기 관리

❶ 고령자의 비특이적인 증상

젊은 사람에게는 고열과 오한, 뚜렷한 국소 증상으로 나타나는 감염 증상이 고령자에게는 미열이나 체온 저하, 그리고 막연한 전신 쇠약 정도로 드러나는 경우가 많습니다. 고령자의 약해진 면역 시스템이 강한 염증 반응을 일으키지 못하기 때문입니다. 실제로 고령자의 절반 이상은 심각한 감염이 있어도 열이 나지 않거나 37.5도 이하의 미열만 보입니다. 오히려 체온이 정상보다 낮아지는 경우도 있는데, 이는 매우 심각한 감염의 신호일 수 있습니다. 따라서 고령자의 경우 체온보다는 전반적인 컨디션 변화를 더 주의 깊게 살펴봐야 합니다.

가장 흔한 감염 부위는 요로입니다. 고령자는 방광 기능이 떨어져 소변이 완전히 배출되지 않고, 면역력 저하로 세균이 쉽게 번식할 수 있습니다. 요로감염이 있으면 소변을 볼 때 아프거나 요의를 자주 느끼며, 소변 냄새가 심해지고 색이 탁해집니다. 하지만 이런 전형적인 증상 없이 단순히 기운이 없거나 식욕이 떨어지는 정도로 나타나는 경우도 많습니다.

폐렴은 고령자에게 매우 위험한 감염입니다. 고령자의 폐렴은 고열, 기침, 가래, 가슴 통증 같은 뚜렷한 증상이 거의 없거나 매우 약하게 나타납니다. 대신 갑작스러운 의식 변화나 호흡곤란, 식욕 부진을 보이는 경우가 많아 진단이 늦어질 수 있습니다.

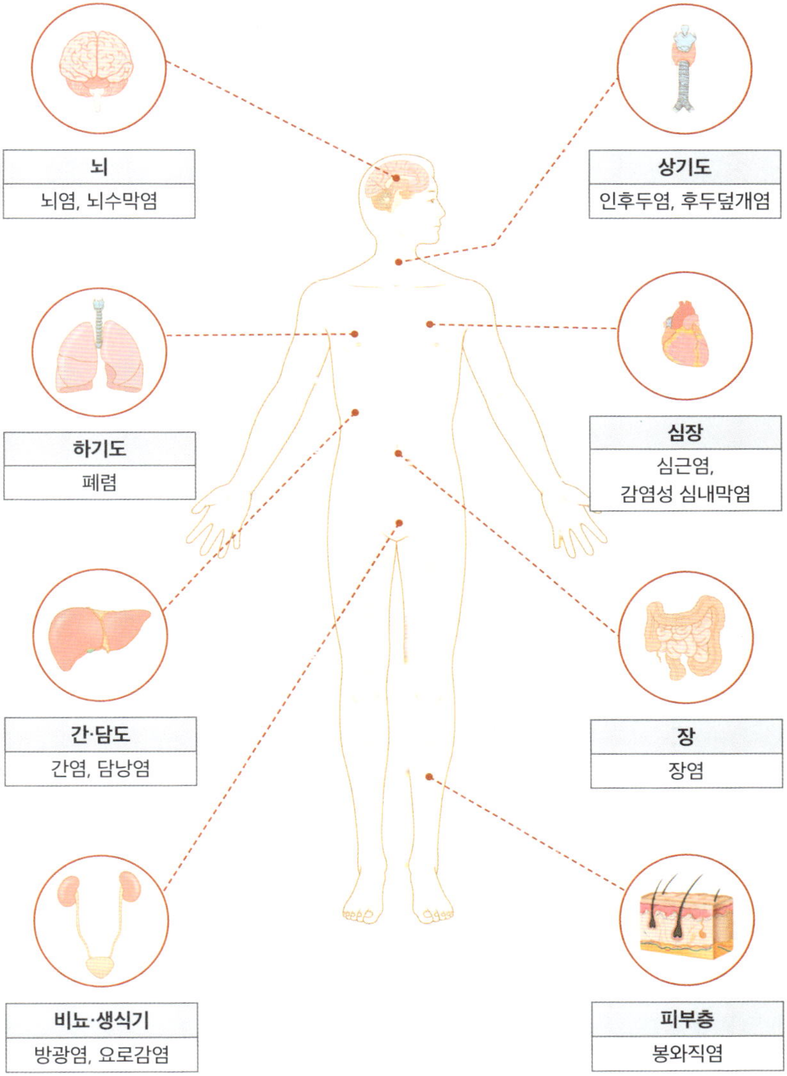
뇌
뇌염, 뇌수막염
상기도
인후두염, 후두덮개염
하기도
폐렴
심장
심근염,
감염성 심내막염
간·담도
간염, 담낭염
장
장염
비뇨·생식기
방광염, 요로감염
피부층
봉와직염

대표적인 감염 부위

피부와 연조직 감염도 주의해야 합니다. 고령자는 피부가 얇고 혈액 순환이 나빠져서 작은 상처도 쉽게 감염됩니다. 특히 당뇨병이 있는 고령자는 발가락 사이나 발톱 주변의 작은 상처가 심각한 감염으로 번질 수 있습니다. 욕창이 있는 경우에도 세균 감염의 위험이 높습니다.

❷ 가정에서의 초기 감염 관리

고령자의 감염이 의심된다면 초기 관리가 매우 중요합니다. 가장 기본적인 것은 충분한 수분 공급입니다. 고령자는 평소에도 탈수에 취약한데, 감염이 있으면 더욱 심해집니다. 물, 이온음료, 따뜻한 차 등을 조금씩 자주 마시도록 해야 합니다. 설사가 동반된다면 탈수가 급격히 진행될 수 있으므로 경각심을 가져야 합니다.

적절한 휴식도 중요합니다. 감염과 싸우는 동안 몸의 에너지를 아껴야 하므로 평소보다 더 많이 쉬도록 합니다. 하지만 계속 누워만 있기보다는 가능한 범위에서 가벼운 활동을 유지하는 것이 좋습니다.

영양 공급에도 신경 써야 합니다. 입맛이 없어도 조금씩이라도 영양가 있는 음식을 섭취해야 합니다. 죽이나 수프 같은 소화하기 쉬운 음식이 좋고, 단백질과 비타민이 풍부한 음식을 우선적으로 제공합니다.

마지막으로 체온 관리가 필요합니다. 열이 날 때는 시원한 물수건으로 이마나 목을 닦아 주고, 두꺼운 옷보다는 얇은 옷을 여러 겹 입어 체온 조절이 쉽도록 합니다. 반대로 체온이 낮을 때는 따뜻하게 해 주되 너무 덥지 않도록 주의합니다.

고령자의 감염 치료

❶ 언제, 어떤 병원에 가야 할까?

고령자의 감염은 빠르게 악화될 수 있으므로 적절한 시점에 의료진의 도움을 받는 것이 중요합니다. 체온이 38도 이상으로 올라가거나 반대로 36도 이하로 떨어진다면 즉시 병원에 가야 합니다. 다만 처음부터 무조건 큰 병원으로 가면 진료나 검사에 대기가 길고 처치가 늦어질 수 있습니다. 응급상황이 아니라고 판단되면 가까운 의원이나 2차 병원 외래로 내원해서 증상에 따른 검사와 처치를 받아야 합니다.

응급 의심 상황

- 의식 상태 변화
- 호흡 가빠짐
- 혈압 저하로 어지러움 호소
- 혈뇨
- 심한 복통 혹은 지속적인 구토
- 빨간 줄 모양의 발진이 팔이나 다티를 따라 번져 올라감

하지만 심각한 증상이 없어도 평소와 확연히 다른 모습을 보인다면 병원에 가는 것이 안전합니다. 고령자의 감염은 예측하기 어렵고 빠르게 진행될 수 있으므로 의심스럽다면 일찍 진료를 받는 것이 좋습니다.

❷ 항생제의 올바른 사용

감염에 대한 치료라고 하면 항생제를 떠올리는 경우가 많습니다. 항생제는 감염의 원인 중에서도 세균성 감염에 효과적인 약제입니다. 세균성 감염은 일반적으로 바이러스에 비해 더 강한 면역 반응을 일으키기 때문에 증상이 심하게 나타납니다. 혈액 검사상 염증 수치를 많이 높이며, 영상 검사에서도 뚜렷한 이상 소견을 유발할 때가 많습니다. 이때는 적절한 항생제를 처방하는 것이 매우 중요합니다.

반면에 바이러스성 감염으로 흔한 감기 증상만 있다면 항생제를 굳이 복용하지 않습니다. 바이러스가 우리 몸을 빠져나갈 때까지 적당히 앓으면서 충분한 휴식과 수분 섭취를 하며 우리 몸의 면역력이 감기를 이겨 내도록 도와주면 됩니다. 항생제가 바이러스에 효과적으로 작용하지 않을뿐더러 불필요한 항생제 처방으로 인해 많은 부작용(내성 균주 유발, 설사, 구토 등)이 발생할 수 있기 때문입니다.

❸ 예방의 중요성

감염의 치료보다 예방이 더욱 중요합니다. 가장 기본적인 것은 손 씻기입니다. 고령자와 접촉하는 모든 사람들이 손을 깨끗이 씻고, 고령자 본인도 가능한 한 자주 손을 씻도록 해야 합니다.

상처 관리도 중요합니다. 작은 상처라도 즉시 소독하고 깨끗하게 관리해야 하며, 상처가 아물지 않거나 악화된다면 의료진의 도움을 받아야 합니다. 특히 당뇨병이 있는 고령자는 발 관리에 특별히 신경 써야 합니다.

예방접종은 매우 효과적입니다. 독감 백신과 폐렴구균 백신은 고령자에게 중요한 예방책입니다. COVID-19 백신도 고령자의 중증 감염 예방에 큰 도움이 됩니다.

면역력 유지를 위해 적절한 영양 상태 유지와 규칙적인 운동을 권합니다. 균형 잡힌 식사와 적당한 신체 활동은 고령자의 감염 저항력을 높이는 기본적이면서도 효과적인 방법입니다.

패혈증과 패혈성 쇼크

상황 15

83세 지 할아버지는 이틀 전부터 장염으로 항생제를 복용했습니다. 어제까지 조금 나아지는 듯하다가 오늘 새벽부터 갑자기 상태가 급변했습니다. 체온이 39.5도까지 올라가더니 얼마 후에는 36도 이하로 떨어졌고, 숨이 가쁘고 맥박이 매우 빨라졌습니다. 평소 높았던 혈압이 90/50으로 떨어져 어지럽고 소변량도 급격히 줄었습니다. 의식이 흐릿해져서 가족을 제대로 알아보지 못하는 상황이 되었습니다. 단순한 장염이 갑자기 위험해진 이유를 알 수 없어 가족들은 당황하며 병원에 갔습니다. 할아버지는 중 환자실로 입원하여 인공호흡기 치료와 투석을 받고 14일 만에 간신히 일반 병실로 갔습니다.

고령자는 단순 감염증이 국소적으로 존재하다가 순식간에 전신으로 퍼질 수 있습니다. 이처럼 조절되지 않는 감염증을 패혈증이라고 부르며, 이는 감염이 전신의 주요 장기들을 손상시키는 응급상황입니다.

감염이 온몸을 위협할 때

❶ 패혈증이란?

감염과 싸우기 위해 작동하는 면역 시스템이 과도하게 활성화되어 정상 조직까지 공격하게 되면서 발생합니다. 고령자는 면역 시스템의 조절 능력이 떨어져 있기에 과도한 반응이 일어나기 쉽고, 한번 시작되면 빠르게 악화되는 경향이 있습니다.

패혈증의 초기에는 몸이 감염과 싸우기 위해 심장박동을 빠르게 하고 체온을 올립니다. 하지만 시간이 지나면서 혈관이 확장되고 혈액이 곳곳으로 새어 나가며 혈압이 떨어지기 시작합니다. 이때부터는 주요 장기들에 충분한 혈액과 산소가 공급되지 않아 장기 기능이 떨어지게 됩니다.

가장 먼저 영향을 받는 것은 신장입니다. 혈압이 떨어지면 신장으로 가는 혈류량이 줄어들어 소변 생산이 감소합니다. 하루 소변량이 평소의 절반 이하로 줄어들거나 색이 진해지면서 거품이 많이 생긴다면 신장 기능에 문제가 생긴 신호입니다.

심장도 큰 부담을 받습니다. 떨어진 혈압을 보상하기 위해 심장이 더 빠르고 강하게 뛰어야 하는데, 고령자의 심장은 이런 부담을 감당하기 어렵습니다. 가슴이 답답하거나 아프고, 숨이 차며, 다리나 발목이 붓는 증상이 나타날 수 있습니다.

뇌로 가는 혈류도 감소하면서 의식 상태가 변합니다. 처음에는 조금 멍해지거나 반응이 느려지는 정도이지만 악화되면 혼란, 환각, 의식 소실까지 진행될 수 있습니다. 특히 고령자는 뇌혈관이 이미 좁아진 경우가 많아 작은 혈류 감소에도 큰 영향을 받습니다.

❷ 패혈성 쇼크의 위험한 징후들

패혈증이 더 진행되어 패혈성 쇼크 단계에 이르면 생명이 매우 위험한 상황입니다. 이 단계에서는 혈압이 심각하게 떨어져서 승압제라는 특수한 약물 없이는 정상 혈압을 유지할 수 없게 됩니다.

체온 조절 기능도 완전히 무너집니다. 고열과 저체온이 번갈아 나타나거나 체온이 계속 떨어져서 정상 체온을 유지할 수 없게 됩니다. 피부는 차갑고 축축해지며, 손발의 끝부터 파래지기 시작합니다. 이는 말초 혈관으로 가는 혈류가 차단되면서 나타나는 현상입니다.

호흡은 매우 빠르고 얕아집니다. 몸의 산소 요구량은 증가하는데 심장과 폐의 기능은 떨어지면서 나타나는 현상입니다. 숨을 쉴 때마다 가슴이 크게 들썩이거나 코와 입 주변이 파래진다면 매우 위험한 신호입니다.

소변량이 더욱 줄어들어 하루 400ml 이하로 떨어지거나 아예 나오지 않을 수도 있습니다. 이는 신장이 거의 기능을 하지 못한다는 뜻으로, 혈액 투석을 포함한 빠른 치료가 없으면 영구적인 신장 손상으로 이어질 수 있습니다.

의식 상태는 더욱 악화되어 완전히 혼수상태에 빠질 수 있습니다. 이름을 불러도 반응하지 않고 통증 자극에도 반응이 매우 약해집니다.

패혈증과 패혈성 쇼크 의심 시 대응

❶ 조기 발견의 중요성

패혈증과 패혈성 쇼크는 시간이 생명을 좌우하는 응급상황입니다. 치료 시작이 한 시간 늦어질 때마다 사망률이 크게 증가하므로 조기 발견과 빠른 대응이 매우 중요합니다. 일반 감염과 패혈증, 그리고 패혈성 쇼크가 쉽게 구분될 것 같지만 사실은 그렇지 않습니다. 면역 상태나 감염원의 종류에 따라 서서히 진행하기도 하고 매우 빠른 속도로 악화되기도 합니다.

의심 증상이 나타나면 즉시 확인해야 할 것들이 있습니다. 먼저 체온을 정확히 측정합니다. 38도 이상의 고열이나 36도 이하의 저체온 모두 패혈증의 신호일 수 있습니다. 특히 감염 치료 중에 체온이 갑자기 오르거나 떨어진다면 더욱 주의해야 합니다.

다음으로 맥박을 확인합니다. 분당 60~100회가 정상적이지만 패혈증의 경우 100회 이상으로 빨라집니다. 맥박이 약하고 불규칙하다면 더욱 위험한 신호입니다.

호흡수도 중요합니다. 분당 12~20회가 정상적이지만 22회 이상으로 빨라진다면 패혈증을 의심해야 합니다. 숨을 쉴 때마다 힘들어하거나 가슴이 심하게 들썩인다면 응급상황입니다.

혈압 측정도 중요하지만 가정에 혈압계가 없다면 간접적인 신호들로 판단할 수 있습니다. 어지러워하거나 일어서지 못하고, 피부가 차갑고 창백해진다면 혈압이 떨어진 것일 가능성이 높습니다.

의식 상태 변화는 알아차리기 쉬운 신호 중 하나입니다. 평소보다 반응이 느리거나 이상한 말을 하거나 시간과 장소를 혼동한다면 즉시 병원에 가야 합니다.

❷ 응급상황에서의 대응

패혈증이나 감염성 쇼크가 의심되면 119에 즉시 신고해야 합니다. 이때 **고령자가 감염으로 인해 의식이 흐려지고 혈압이 떨어진 것 같다**고 구체적으로 설명하면 구급대원이 더 빠르게 준비할 수 있습니다.

응급차를 기다리는 동안에도 할 수 있는 일들이 있습니다. 환자를 평평한 곳에 눕히고 다리를 심장보다 높게 들어 올려 주면 심장으로 돌아가는 혈액량을 늘릴 수 있습니다. 하지만 호흡곤란이 심하다면 상체를 약간 높여 주는 것이 좋습니다.

체온을 유지하는 것도 중요합니다. 저체온이 있다면 담요로 덮어 주고, 고열이 있다면 두꺼운 옷은 벗기고 시원한 물수건으로 이마와 목을 닦아 줍니다. 의식이 있다면 대화를 통해 의식 상태를 확인하고 환자를 안심시킵니다. 하지만 의식이 없거나 구토를 한다면 기도가 막히지 않도록 고개를 옆으로 돌려 줍니다.

절대로 물이나 음식을 주어서는 안 됩니다. 의식이 흐린 상태에서는 기도로 들어가 질식을 일으킬 수 있고, 응급실에서 필요한 처치에 방해가 될 수 있습니다.

❸ 병원에서의 치료와 가족의 역할

병원에 도착하면 의료진은 즉시 여러 가지 검사와 치료를 시작합니다. 혈액 검사로 감염의 정도와 장기 기능을 확인하고, 소변 검사와 영상 검사로 감염 부위를 찾습니다. 동시에 수액과 항생제 투여를 시작하고, 필요하면 승압제를 사용해 혈압을 올립니다.

이때 가족의 역할도 매우 중요합니다. 환자의 기존 질병, 복용 중인 약물, 알레르기 여부 등을 정확히 알려 주어야 합니다. 또한 감염이 언제부터 시작되었는지, 어떤 증상이 먼저 나타났는지, 최근에 수술이나 시술을 받았는지 등의 정보도 치료에 큰 도움이 됩니다. 치료 과정에서 환자의 상태는 계속 변할 수 있습니다. 때로는 일시적으로 악화되기도 하므로 인내심을 갖고 의료진을 믿는 것이 중요합니다.

❹ 회복과 재발 방지

적절한 치료를 받으면 고령자도 대부분 패혈증에서 회복됩니다. 하지만 회복 과정이 오래 걸리고, 일부 장기 기능은 완전히 회복되지 않을 수도 있습니다. 따라서 퇴원 후에도 정기적인 검사와 관리가 필요합니다.

한번 패혈증을 경험한 고령자는 재발할 위험이 높으므로 평소 감염 예방에 더욱 신경 써야 합니다. 작은 상처나 감염 증상도 조기에 치료하고, 예방접종을 꼭 받도록 하며, 면역력을 높이는 생활습관을 유지해야 합니다. 정기적인 건강검진도 중요합니다. 당뇨병, 만성 신장질환, 간질환 등의 기저질환이 있으면 패혈증 위험이 높아지므로 잘 관리하는 것이 패혈증 예방의 첫걸음입니다.

요양시설에서의 감염 관리

요양시설은 고령자들이 집단으로 생활하는 공간이기 때문에 감염 관리가 매우 중요합니다. 한 사람에게 감염이 생기면 순식간에 다른 사람들에게 퍼질 수 있고, 고령자는 면역력이 약해서 작은 감염도 생명을 위협할 수 있기 때문입니다. 코로나19 팬데믹을 통해 우리는 요양시설에서의 감염이 얼마나 치명적일 수 있는지 뼈저리게 경험했습니다. 요양시설은 평상시에도 철저한 감염 예방과 관리가 이루어져야 하며, 만약 감염이 발생했다면 빠르고 체계적인 대응이 필요합니다.

요양시설 감염의 특징과 종류

❶ 요양시설 감염의 특징

요양시설에서 생활하는 고령자들은 여러 가지 이유로 감염에 특히 취약합니다. 첫째, 나이가 들면서 자연스럽게 면역력이 떨어집니다. 젊은 사람이라면 쉽게 이겨 낼 수 있는 감기나 위장염도 고령자에게는 폐렴이나 패혈증 같은 심각한 합병증으로 이어질 수 있습니다.

둘째, 요양시설에서 지내는 고령자는 대부분 당뇨병, 심장병, 신장병, 치매 등 여러 만성질환을 동시에 가지고 있습니다. 이런 기저질환은 감염에 대한 저항력을 더욱 약화시키고, 감염이 발생했을 때 회복을 어렵게 만듭니다. 마치 이미 상처가 있는 곳에 또 다른 상처가 생기는 것과 같습니다.

셋째, 요양시설은 많은 사람들이 함께 생활하는 공간이므로 감염이 빠르게 퍼질 수 있습니다. 같은 곳에서 함께 식사하고 활동하며 복도나 엘리베이터 같은 공용 공간을 이용하면서 서로 접촉할 기회가 많습니다. 또한 직원들이 여러 거주자를 돌보면서 감염을 옮길 수도 있습니다.

넷째, 요양시설에는 기저귀를 사용하거나 카테터를 삽입하고 있는 고령자가 많습니다. 이런 의료기구들은 세균이 몸속으로 들어가는 통로가 될 수 있어서 요로감염이나 피부감염의 위험이 높아집니다.

❷ 흔한 감염 종류들

요양시설에서는 호흡기 감염이 흔합니다. 감기, 독감, 폐렴 등이 대표적이며 특히 겨울철에 많이 발생합니다. 한 사람이 기침이나 재채기를 하면 공기 중에 바이러스나 세균이 퍼지고, 이를 다른 사람이 들이마시면서 감염됩니다. 요양시설처럼 밀폐된 공간에서는 이런 공기 전파가 더욱 쉽게 일어납니다.

요로감염도 자주 발생합니다. 특히 카테터나 기저귀를 사용하는 거주자에게 흔합니다. 요로감염은 처음에는 증상이 뚜렷하지 않아서 놓치기 쉬운데, 고령자에게는 갑작스러운 의식 변화나 섬망으로 나타나는 경우가 많습니다. 갑자기 이상한 말을 하신다거나 자꾸 헛것을 본다고 하면 요로감염을 의심해 볼 필요가 있습니다.

피부감염과 욕창감염도 주의해야 합니다. 오랫동안 침대에 누워 있거나 휠체어에 앉아 있는 거주자들은 압력을 받는 부위에 욕창이 생기기 쉽고, 이 욕창 부위에 세균이 감염되면 심각한 합병증으로 이어질 수 있습니다. 또한 기저귀 부위의 피부염이나 상처 부위의 감염도 흔하게 발생합니다.

위장관 감염은 주로 노로바이러스나 로타바이러스에 의해 발생하며, 설사와 구토가 주요 증상입니다. 이런 감염은 전파력이 매우 강해서 한 사람에게 발생하면 며칠 내에 시설 전체로 번질 수 있습니다. 특히 고령자에게는 탈수와 전해질 불균형을 일으켜 위험할 수 있습니다.

감염 발생 시 즉시 대응 방법

요양시설에서 감염이 의심되는 거주자가 발견되면 즉시 격리 조치를 취해야 합니다. 가능하다면 개인실로 옮기고, 개인실이 없다면 같은 증상을 보이는 거주자들끼리 모아서 코호트 격리를 실시합니다. 격리된 거주자는 개인 화장실을 사용하고 식사도 방에서 해야 합니다.

해당 거주자를 돌보는 직원들은 개인 보호구를 착용해야 합니다. 마스크, 장갑, 가운, 안면 보호구 등을 상황에 맞게 착용하고, 다른 거주자를 돌보기 전에는 반드시 개인 보호구를 벗고 손을 씻은 후 새로운 보호구를 착용해야 합니다.

감염이 의심되는 거주자가 사용했던 공간은 즉시 소독해야 합니다. 침실, 화장실, 거주자가 다녔던 복도나 프로그램실 등을 철저히 소독하고, 사용했던 물품들도 모두 소독하거나 폐기해야 합니다.

다른 거주자에게 감염이 전파되지 않도록 일시적으로 집단 활동을 중단할 수도 있습니다. 식당에서의 단체 식사 대신 개별 배식을 하고, 물리치료나 레크리에이션 프로그램도 잠시 중단하거나 개별적으로 진행해야 합니다.

가족에게도 즉시 연락해서 상황을 알려야 합니다. 면회를 일시 중단하거나 제한할 수 있으며, 거주자의 건강 상태에 대해 정기적으로 업데이트를 제공해야 합니다. 가족들의 불안을 줄이고 협조를 얻기 위해서는 투명하고 정확한 정보 제공이 필요합니다.

일상적인 감염 예방 수칙

요양시설에서 감염을 예방하는 가장 기본적이고 중요한 방법은 손 위생입니다. 직원들은 거주자를 돌보기 전과 후에 반드시 손을 씻어야 하고, 특히 기저귀를 갈거나 상처를 처치한 후에는 더욱 철저히 손을 씻어야 합니다. 비누와 흐르는 물로 20초 이상 꼼꼼히 씻는 것이 가장 효과적이지만, 물이 없는 상황에서는 알코올 손소독제를 사용해도 됩니다.

거주자도 최대한 자주 손을 씻도록 도와야 합니다. 치매가 있는 분들은 스스로 손 씻기를 잊어버릴 수 있으므로 직원이 식사 전후와 화장실 사용 후, 재활치료 후 등에 손 씻기를 도와야 합니다. 손을 씻기 어려운 거주자에게는 물티슈나 손소독제를 사용할 수도 있습니다.

다음으로 환기가 중요합니다. 밀폐된 공간에서는 바이러스나 세균이 공기 중에 오래 머물 수 있으므로 정기적으로 창문을 열어서 신선한 공기를 유입시켜야 합니다. 특히 식당이나 프로그램실 같은 공용 공간은 더욱 자주 환기합니다. 겨울철에는 추위 때문에 환기를 소홀히 하기 쉬운데, 감염 예방을 위해서는 적절한 환기가 필수입니다.

개인 위생용품은 공유하지 않도록 해야 합니다. 수건, 칫솔, 면도기, 빗 등은 개인 전용으로 사용하고 다른 사람과 바꿔 쓰지 않도록 주의합니다. 또한 정기적으로 세탁하거나 소독해서 깨끗하게 관리해야 합니다.

공용 공간과 시설물의 청소와 소독도 중요합니다. 출입문의 손잡이, 난간, 엘리베이터 버튼, 휠체어, 식탁 등 다수가 만지는 곳은 하루에도 여러 번 소독해야 합니다. 특히 화장실과 욕실은 세균이 번식하기 쉬운 곳이므로 더욱 철저히 청소하고 소독합니다.

Chapter 7

3줄 요약

1 고령자의 감염은 발열 없이 기력 저하, 식욕 부진, 의식 변화 등 비전형적 증상으로 나타나기에 진단이 늦어질 수 있고 빠르게 악화될 수 있으므로 조기 인지가 중요합니다.

2 감염증 치료에서는 수분·영양 보충과 체온 관리, 항생제의 올바른 사용, 위험 신호(저체온, 의식 변화, 호흡곤란 등) 시 즉각적인 병원 진료가 핵심입니다.

3 예방을 위해서는 손 씻기, 상처 관리, 예방접종, 영양 및 운동 관리에 신경 써야 하며, 요양시설에서는 철저한 위생·격리·소독과 환기를 통한 집단 감염 차단이 필수적입니다.

체크 포인트

✚ 마스크 착용, 손 씻기 등의 감염 예방 수칙을 생활화하고 예방접종을 게을리하지 않기

Chapter 8

체온 조절 관련 질환들
: 더워도 문제, 추워도 문제

온열질환

상황 16

68세 유 할아버지는 평생 농사를 지으며 더위에 강하다고 자부해 왔습니다. 연일 계속되는 폭염주의보에도 "젊은 놈들이 너무 호들갑이다"라며 오후 2시가 넘은 시간에도 밭에서 일을 했습니다. 그렇게 36도를 넘나드는 날씨에 몇 시간째 작업을 하던 할아버지가 갑자기 어지럽다며 그 자리에 주저앉았습니다. 땀은 전혀 없는데 얼굴은 벌겋게 달아오른 채 의식이 흐릿해지기 시작했습니다. 체온을 재어 보니 40.2도까지 올라가 있었고, "머리가 깨질 것 같다"며 계속 중얼거리고 계신 걸 지나가던 주민이 발견하여 119에 신고했습니다. 응급실에 뒤늦게 도착한 가족들은 유 할아버지가 열사병이라는 이야기를 들었고, 중환자실에서 치료를 받으면서 간신히 회복하는 모습을 보고 놀란 가슴을 쓸어내렸습니다.

고령자의 온열질환

❶ 온열질환의 종류

온열질환은 열로 인해 신체가 버티지 못하면서 발생하는 질환을 통칭합니다. 정상적으로는 체온이 올라가면 자동으로 땀이 나고 피부 혈관이 넓어져서 열을 발산합니다. 하지만 고령자는 땀샘 기능이 약해져서 땀 분비량이 현저히 줄어들고, 땀이 나기 시작하는 온도 자체가 높아집니다. 또한 혈관의 반응성도 떨어져서 열 발산을 위한 혈관 확장이 제대로 이루어지지 않습니다.

갈증을 느끼는 능력도 약해져서 탈수가 상당히 진행되어도 갈증을 제대로 인식하지 못합니다. 이로 인해 체내 수분이 부족한 상태에서 더위에 노출되면 체온이 급격히 상승할 수 있습니다.

뇌의 체온 조절 중추 기능도 저하됩니다. 시상하부라는 뇌 부위에서 체온을 감지하고 조절 명령을 내리는데, 고령자는 이 기능이 둔해져서 체온 변화에 대한 반응이 늦고 부정확합니다. 마치 고장 난 온도 조절기처럼 적절한 시점에 냉각 시스템이 작동하지 않는 것입니다.

온열질환은 중증도에 따라 1단계 열경련, 2단계 열탈진, 3단계 열사병으로 구분합니다. 3가지 질환을 간단하게 표로 정리해 보면 다음과 같습니다.

단계	질환명	증상	중증도
1단계	열경련 heat cramps	탈수로 인한 근육 경련	경증
2단계	열탈진 heat exhaustion	저혈압, 다한증, 어지럼증, 피로	중등도
3단계	열사병 heat stroke	체온 상승, 중추신경계 이상	중증

온열질환의 중증도 분류

이 중 열사병은 체온 조절 시스템이 완전히 무너지면서 체온이 40도 이상으로 급격히 올라가는 질환으로, 생명을 위협하는 응급상황입니다. 고령자는 체온 조절 능력이 젊은 사람에 비해 현저히 떨어지므로 훨씬 위험합니다.

❷ 응급 증상들의 종류와 진행 과정

열사병은 초기에는 경미한 증상으로 시작하지만 심각한 신체장애를 불러일으킬 수 있으며, 진행 속도는 개인마다 상황별로 다릅니다.

단계	증상	응급처치
경미한 단계	발한, 식은땀, 과도한 피로감, 두통, 어지러움, 메스꺼움, 구토, 식욕 감소	휴식, 수분 섭취, 그늘이나 실내로 이동
심각한 단계	땀 감소, 피부 건조, 두근거림, 빈호흡(비정상적으로 빠른 호흡), 의식 저하	더위 노출 최소화, 119 신고, 응급실 내원

열사병의 초기 증상은 비교적 모호할 수 있어 조기 발견이 중요합니다. 첫 번째 경고 신호는 과도한 피로감입니다. 평소보다 쉽게 지치고 기운이 떨어지며 간단한 활동도 힘들어합니다. 이때 적절히 휴식을 취하고 수분을 보충하면 악화를 막을 수 있습니다.

두통과 어지럼증도 중요한 초기 증상입니다. "머리가 무겁다", "어지럽다", "눈앞이 흐리다" 같은 표현을 하면서 평형감각을 잃고 비틀거릴 수 있습니다. 메스꺼움과 구토도 자주 나타나며, 식욕이 급격히 떨어집니다.

체온이 본격적으로 상승하기 시작하면 더욱 위험한 징후들이 나타납니다. 피부가 뜨겁고 붉어지며, 역설적으로 땀은 거의 나지 않습니다. 이는 체온 조절 시스템이 완전히 고장 났다는 신호로, 즉시 응급처치가 필요한 상황입니다.

심혈관계 증상도 심각합니다. 심박수가 분당 120회 이상으로 빨라지고 혈압이 떨어져서 맥박이 약해집니다. 이는 심장이 과열된 몸을 식히려고 무리하게 작동하면서 나타나는 현상입니다. 고령자의 심장은 이런 부담을 감당하기 어려워서 심부전이나 부정맥이 발생할 수 있습니다.

호흡은 빠르고 얕아집니다. 분당 20회 이상의 빠른 호흡을 보이며 숨을 쉴 때마다 힘들어합니다. 이는 체온 상승으로 인한 대사율 증가와 심혈관계 부담으로 인한 것입니다.

❸ 중추신경계 손상의 심각성

열사병에서 가장 위험한 것은 뇌 손상입니다. 뇌는 열에 매우 민감한 기관으로, 체온이 42도를 넘으면 뇌세포가 직접적인 손상을 입기 시작합니다. 초기에는 의식이 흐려지고 반응이 느려지지만, 악화되면 완전히 의식을 잃을 수 있습니다.

성격 변화나 이상 행동도 특징적입니다. 평소 온순하던 분이 갑자기 공격적이 되거나 반대로 매우 조용해질 수 있습니다. 시간이나 장소를 혼동하고, 없는 것을 본다고 하거나 이상한 말을 할 수도 있습니다.

경련이나 발작도 나타날 수 있습니다. 팔다리가 떨리거나 경직되고, 심한 경우 전신 경련을 일으킬 수 있습니다. 이는 뇌의 전기적 활동이 비정상적으로 변하면서 나타나는 현상으로, 즉시 응급처치가 필요합니다.

언어 장애도 흔합니다. 말이 어눌해지거나 횡설수설하고, 간단한 질문에도 적절히 대답하지 못합니다. 또한 보행 장애로 인해 똑바로 걷지 못하고 비틀거리거나 넘어질 수 있습니다.

온열질환의 현장 응급처치

모든 온열질환은 더운 환경에서 벗어나 체온을 낮추는 것이 기본 원칙입니다. 특히 열사병이 의심되면 모든 조치는 속도가 생명입니다. 가장 먼저 할 일은 119에 신고하는 것입니다 "고령자가 열사병으로 의식을 잃었다"고 명확히 알리면 119에서 더 정확한 이송과 처치를 빠르게 준비할 수 있습니다.

신고 후에는 즉시 환자를 시원한 곳으로 옮깁니다. 에어컨이 있는 실내가 가장 좋지만, 없다면 그늘진 곳이라도 괜찮습니다. 옷을 최대한 벗기고 목깃이나 허리띠처럼 몸을 조이는 것들을 풀어 줍니다.

현장에서 체온을 낮추는 것이 중요한 응급처치입니다. 젖은 수건을 목, 겨드랑이, 사타구니에 대어 주고 선풍기나 부채로 바람을 쐬게 합니다. 이 부위들은 큰 혈관이 지나가는 곳이므로 냉각 효과가 큽니다. 가능하다면 선풍기를 튼 채로 온몸에 미지근한 물을 뿌리면 증발 냉각으로 체온을 빠르게 낮출 수 있습니다.

다만 신체를 얼음물에 담그거나 너무 차가운 것을 사용해서는 안 됩니다. 급격한 냉각은 혈관을 갑작스레 수축시켜 오히려 열 발산을 방해하고 심장에 쇼크를 줄 수 있습니다. 목표는 천천히 지속적으로 체온을 낮추는 것입니다.

의식이 있다면 조금씩 물을 마시게 하되 한 번에 많이 마시지 않도록 주의합니다. 의식이 흐리거나 구토를 한다면 질식의 위험이 있으므로 절대 물을 주지 않습니다.

퇴원 후 회복과 예방 관리

❶ 후유증 관리

적절한 치료를 받으면 열사병 환자는 대부분 회복됩니다. 하지만 고령자의 경우 회복 과정이 느리고 일부 후유증이 남을 수 있어 주의 깊은 관리가 필요합니다.

뇌 손상으로 인한 인지 기능 저하가 가장 흔한 후유증입니다. 기억력이나 판단력이 예전만 못하거나 성격이 변할 수 있습니다. 대부분은 시간이 지나면서 회복되지만 일부는 영구적일 수 있습니다.

신장 기능 저하가 나타나기도 합니다. 열사병으로 인한 탈수와 혈압 저하가 신장에 손상을 주어 소변량이 줄어들거나 부종이 생길 수 있습니다. 정기적인 신장 기능 검사와 적절한 수분 관리가 필요합니다.

심장 기능에도 영향을 줄 수 있습니다. 열사병 당시의 심한 부담으로 인해 심장 근육이 약해지거나 부정맥이 발생할 수 있으니 회복 후에도 정기적인 심장 검사를 받아야 합니다.

❷ 최선의 치료는 예방

매년 수많은 열사병 환자가 응급실을 대거 내원한다는 뉴스를 볼 때마다 안타깝습니다. 극도로 더운 환경에만 노출되지 않으면 걸릴 일이 없음에도 매년 많은 환자들이 발생한다는 건 안전 불감증 등의 이유도 있을 테지만 사회적, 제도적인 문제가 같이 작용하기 때문일 것입니다.

폭염주의보가 발령되면 가능한 한 외출을 피하고, 꼭 나가야 한다면 이른 아침이나 늦은 저녁을 이용합니다. 오후 12시부터 4시까지는 하루 중 가장 더운 시간이므로 절대 피해야 합니다.

작업장에서 일을 하는 사람과 일을 지시하거나 관리하는 사람 모두 온열질환에 대한 경각심을 가져야 하며, 건강을 자만하는 고령자에 대한 보호자의 주의도 필요합니다. 적절한 실내 온도를 유지하기 위해 에어컨은 26~28도 사이로 설정하고, 에어컨이 없다면 선풍기와 젖은 수건을 이용해 증발 냉각 효과를 만듭니다. 커튼이나 블라인드로 직사

광선을 차단하는 것도 효과적입니다.

충분한 수분 섭취는 필수입니다. 갈증을 느끼기 전에 미리 물을 마시는 것이 중요하며, 하루에 최소 8잔 이상을 마셔야 합니다. 염분 보충을 위해 이온음료를 마시거나 약간의 소금을 넣은 물을 마시는 것도 도움이 됩니다.

적절한 의복 선택도 중요합니다. 밝은색의 헐렁하고 통기성 좋은 옷을 입고, 외출 시에는 반드시 모자나 양산을 사용합니다. 면이나 리넨 같은 천연 섬유가 합성 섬유보다 좋습니다.

무엇보다 고령자 스스로가 더위의 위험성을 인식하는 것이 중요합니다. 더위에 강하다는 식의 과신은 금물이며, 나이가 들면서 체온 조절 능력이 떨어진다는 사실을 받아들여야 합니다. 가족과 주변 사람들의 관심과 도움도 필수적입니다.

저체온증

상황 17

79세 서 할머니는 혼자 사는데 전기세가 너무 많이 나온다며 난방을 최소한으로만 사용합니다. 지난 며칠간 영하 10도를 밑도는 강추위가 계속되었지만, 실내 온도를 15도 정도로 유지하며 두꺼운 옷을 여러 겹 입고 지냈습니다. 오늘 아침 전화를 받지 않아 딸이 급히 찾아가 보니 할머니가 침대에서 웅크린 채 깨어나지 못하고 계셨습니다. 몸은 얼음처럼 차갑고 말을 걸어도 반응이 매우 느립니다. 체온을 재 보니 33.5도밖에 나오지 않았고, 춥다는 말만 중얼거리며 몸을 심하게 떨었습니다. 저체온이 의심되는 상황에서 119에 늦게 신고해 응급실 방문이 지연되면 환자의 회복은 보장되지 않습니다.

저체온증의 뜻과 단계별 상태

❶ 저체온증이란?

저체온증은 체온이 35도 이하로 떨어지는 상태를 말합니다. 고령자는 체온을 유지하는 여러 기능들이 약해지는 만큼 추위에 취약합니다. 특히 한국의 겨울철 한파는 고령자의 생명을 위협하는 심각한 위험요소가 됩니다.

고령자의 기초 대사율은 젊은 사람의 약 80% 수준으로 떨어집니다. 이는 몸에서 만들어 내는 열량 자체가 적다는 뜻입니다. 또한 근육량이 줄어들면서 몸을 떠는 행위를 통한 열 생산 능력도 현저히 감소합니다. 젊은 사람이라면 추위를 느낄 때 자동으로 근육이 떨리면서 열을 만들어 내지만 고령자는 이런 반응이 약하거나 늦게 나타납니다.

혈액 순환도 문제가 됩니다. 동맥경화로 인해 혈관이 좁아지고 탄력이 떨어진 탓에 추울 때 말초 혈관을 수축시켜 주요 장기로 혈액을 보내는 능력이 제한됩니다. 또한 심장 기능이 약해져서 온몸으로 혈액을 효과적으로 내보내지 못합니다.

피하 지방층도 얇아집니다. 지방은 체온 보호에 중요한 역할을 하는데, 고령자는 피하 지방이 줄어들어 열 손실이 쉽게 일어납니다. 특히 여성 고령자는 남성보다 근육량이 적고 지방 분포가 달라 저체온증에 더 취약합니다.

추위를 인식하는 능력이 떨어진다는 점도 문제입니다. 피부의 온도 감각 수용체가 둔해져서 실제로 추위의 정도를 제대로 느끼지 못합니다. 따라서 적절한 보온 조치를 취하지 않고 위험한 상황에 계속 노출될 수 있습니다.

❷ 저체온증의 단계별 증상

저체온증은 체온에 따라 세 단계로 나뉩니다. 경도 저체온증은 체온이 32~35도 사이로 떨어진 상태입니다. 이 단계에서는 몸이 열을 보존하기 위해 다양한 반응을 보입니다. 가장 뚜렷한 증상은 떨림입니다. 처음에는 가벼운 떨림으로 시작하지만 점차 심해져서 몸 전체가 떨리게 됩니다.

피부 변화도 특징적입니다. 혈관이 수축하면서 피부가 창백해지고 손발이 차가워집니다. 입술이나 손톱이 파래지는 청색증도 나타날 수 있습니다. 이는 말초 혈액 순환이 감소하면서 산소 공급이 부족해지기 때문입니다.

정신적 변화가 시작되면 집중력이 떨어지고 판단력이 흐려집니다. 말이 어눌해지고 반응은 느려지며 간단한 동작도 어색하게 됩니다. 추우면 옷을 더 입어야 한다는 식의 당연한 판단도 제대로 하지 못할 수 있습니다.

중등도 저체온증에서는 체온이 28~32도로 떨어집니다. 이 단계가 되면 몸의 보상 기전이 한계에 다다릅니다. 역설적으로 떨림은 멈추는데, 이는 근육이 떨릴 에너지조차 더 이상 없다는 위험한 신호입니다.

그리고 근육 경직이 나타나기 시작합니다. 팔다리가 뻣뻣해지고 움직임이 매우 느려집니다. 걸음걸이가 어색해서 넘어지기 쉬우며, 손의 세밀한 움직임도 어려워져서 단추를 채우거나 전화번호를 누르는 것 같은 간단한 일도 할 수 없게 됩니다.

의식 상태는 더욱 나빠집니다. 혼란이 심해지고 기억력이 떨어지며 환각을 보기도 합니다. 가족을 알아보지 못하거나 현재 상황을 이해하지 못할 수 있습니다.

중증 저체온증에서는 체온이 28도 이하로 떨어져서 생명이 매우 위험합니다. 의식을 잃고 반응이 거의 없어지는 단계입니다. 심장박동이 매우 느리고 불규칙해지며, 혈압이 급격히 떨어집니다. 호흡도 얕고 느려져서 겉보기에는 호흡이 멈춘 것처럼 보일 수도 있습니다.

단계	증상
경도(32~35도)	떨림, 창백한 피부, 청색증, 집중력 저하, 어눌해지는 말투
중등도(28~32도)	떨림 감소, 근육 경직, 의식 혼란, 환각
중증(28도 이하)	의식 저하, 무반응, 부정맥, 혈압 저하, 얕은 호흡, 무호흡

❸ 고령자 저체온증의 특징

고령자의 저체온증은 야외에서만 발생하지 않습니다. 오히려 실내에서 발생하는 경우가 더 많고 위험합니다. 난방비 부담 때문에 실내 온도를 낮게 유지하거나 난방 시설이 부족한 경우에 서서히 진행되는 저체온증은 발견이 늦어지기 쉽습니다.

실내 온도가 18도 이하로 떨어지면 고령자에게는 위험합니다. 특히 밤에는 온도가 계속 낮아지므로 잠자는 동안 체온이 점차 떨어져서 아침에 깨어나지 못하는 경우가 있습니다. 또한 온도는 적당해도 습도가 높으면 체감 온도가 낮아져서 위험할 수 있습니다.

독거 고령자의 경우 더욱 위험합니다. 혼자 있으면 체온 저하가 시작되어도 도움을 요청하기 어렵고, 판단력이 흐려지면서 적절한 대처를 하지 못합니다. 또한 발견이 늦어져서 이미 중증 단계에 이른 후에

처치를 시작하게 되는 경우가 많습니다.

알코올 섭취도 위험 요인입니다. 술을 마시면 일시적으로 몸이 따뜻해진 것 같은 느낌이 들지만 실제로는 혈관 확장으로 인해 열 손실이 더 많아집니다. 또한 알코올의 진정 작용으로 추위에 대한 인식이 더욱 둔해집니다.

저체온증의 치료

❶ 응급처치와 재가온법

저체온증이 의심되면 즉시 119에 신고하고 동시에 응급처치를 시작해야 합니다. 이때 중요한 원칙은 **천천히, 조심스럽게**입니다. 급격한 온도 변화는 심장에 쇼크를 주어 부정맥을 일으킬 수 있습니다.

우선 추가적인 열 손실을 막아야 합니다. 젖은 옷이 있다면 조심스럽게 벗기고 마른 담요나 옷으로 전신을 감싸 줍니다. 특히 머리와 목 주변을 잘 보온해야 하는데, 이 부위로 많은 열이 손실되기 때문입니다.

환자를 수평으로 눕히고 가능한 한 움직이지 않도록 합니다. 심한 저체온증에서는 작은 움직임도 심장에 부담을 줄 수 있습니다. 또한 손발보다는 몸통 중심부를 먼저 따뜻하게 해야 합니다.

직접적인 열원 사용은 매우 위험합니다. 온열패드, 뜨거운 물, 전기담요 등을 피부에 직접 가져다 대면 화상을 입을 수 있습니다. 저체온증 환자는 감각이 둔해져서 열을 제대로 느끼지 못하기 때문입니다. 그 대신 체온 수준의 따뜻한 물병을 수건으로 감싸서 가슴이나 배 부위에 두는 것이 좋습니다.

의식이 있고 삼킬 수 있다면 따뜻한 음료를 조금씩 마시게 합니다. 단 음료나 따뜻한 차가 좋지만 너무 뜨거우면 안 되며 알코올이나 카페인이 든 음료는 피해야 합니다. 의식이 흐리거나 구토를 한다면 절대로 음료를 주지 않습니다.

❷ 병원 치료와 회복 과정

중등도 이상의 저체온증은 반드시 병원에서 치료받아야 합니다. 병원에서는 체온을 정확히 측정하고 심전도로 심장의 상태를 확인합니다. 저체온증에서는 특별한 형태의 부정맥이 나타날 수 있으므로 지속적인 모니터링이 필요합니다.

재가온 과정도 의료진의 감독하에 신중하게 진행됩니다. 시간당 1~2도씩 천천히 체온을 올리며 심장 상태를 체크합니다. 심한 경우에는 혈액을 체외로 빼내어 따뜻하게 한 후 다시 주입하는 특수한 치료법을 사용하기도 합니다.

회복 과정에서는 여러 합병증이 나타날 수 있습니다. 동상으로 인한 피부나 조직 손상이 가장 흔하고, 신장 기능 저하나 폐렴 같은 감염도 주의해야 합니다. 또한 저체온증을 경험한 후에는 추위에 대한 저항력이 더욱 약해질 수 있어 재발 방지가 매우 중요합니다.

❸ 예방과 환경 관리

저체온증 예방의 핵심은 적절한 실내 온도 유지입니다. 겨울철 실내 온도는 최소 18도 이상, 가능하면 20~22도를 유지해야 합니다. 난방비가 부담된다면 방 하나간이라도 충분히 따뜻하게 해서 주로 그곳에서 생활하는 것이 좋습니다.

의복 관리도 중요합니다. 두꺼운 옷 한 벌보다는 얇은 옷을 여러 겹 입는 것이 보온 효과가 좋습니다. 특히 목, 손목, 발목 같은 부위는 혈관이 피부 가까이에 있어 열 손실이 많으므로 보온에 신경 써야 합니다.

적절한 영양 섭취도 필요합니다. 겨울철에는 기초 대사량이 증가하므로 충분한 칼로리를 섭취해야 합니다. 따뜻한 음식과 음료를 자주 마시고, 단백질과 지방이 풍부한 음식을 먹습니다.

정기적인 운동 역시 도움이 되며, 다만 추운 환경에서의 운동은 피해야 합니다. 실내에서 할 수 있는 가벼운 운동이라도 근육량 유지와 혈액 순환 개선에 좋습니다.

무엇보다 주변의 관심과 돌봄이 중요합니다. 한파주의보가 발령되면 고령자에게 더 자주 안부를 묻고, 혼자 사는 고령자에게는 매일 안전을 확인해야 합니다. 저체온증은 적절한 관심과 돌봄만으로 충분히 막을 수 있습니다.

Chapter 8

3줄 요약

1 고령자는 땀 분비와 혈관 반응, 체온 조절 중추 기능이 저하되어 더위와 추위에 취약합니다.

2 열사병은 체온이 40도 이상으로 올라가고 중추신경계 이상이 동반되어 생명을 위협하는 위급 상태입니다.

3 저체온증은 체온이 35도 이하로 떨어지는 상태로, 특히 실내에서 서서히 진행되어 발견이 늦을 수 있기에 주의가 필요합니다.

체크 포인트

+ 실내 온도가 너무 춥거나 덥지 않도록 적정 수준으로 유지하기
+ 혼자 사는 고령자는 혹서기, 혹한기에 가족과 매일 안부 전화 나누기
+ 의식이 저하된 환자에게는 절대 물이나 음료를 먹이지 않고 빠르게 응급실 방문하기

Chapter 9

소화기계 응급상황
: 복통의 수많은 원인들

복통의 원인별 대처

상황 18

평소 소화가 잘 안된다고 하시던 이 할머니가 갑자기 "배가 조금 아프다"고 호소했습니다. 소화제를 드리려고 하던 가족들은 할머니 얼굴이 창백해지고 식은땀이 나는 것을 보고 119에 신고했습니다. 병원에서는 장폐색 진단을 받았는데, 젊은 사람이라면 견딜 수 없을 정도의 통증이었지만 할머니는 조금 아프다고 표현한 것입니다.

매일 술을 즐겨 드시던 강 할아버지도 어느 날부터 자꾸 배가 불편하다고 느꼈고, 가족들은 술을 줄여야 한다며 핀잔을 주었습니다. 시간이 지날수록 증상은 점점 심해지면서 구토까지 동반되었습니다. 알고 보니 급성 췌장염이었고 결국 입원 치료를 받았습니다. 대수롭지 않게 생각했던 증상들에 사실 무서운 응급질환이 숨어 있었던 거죠.

고령자의 복통은 젊은 사람과는 다른 특성을 가지고 있습니다. 나이가 들면서 통증을 느끼는 신경의 민감도가 점차 떨어집니다. 심각한 병이 있어도 통증이 약하게 느껴지거나 아예 없는 경우도 있습니다. 반대로 가벼운 소화불량이 극심한 고통으로 느껴질 수도 있어서 증상만으로는 심각성을 판단하기 어렵습니다.

또한 고령자는 여러 장기에 동시다발적으로 문제가 생기는 경우가 많습니다. 위장 문제와 심장질환이 함께 있거나 신장 기능 저하와 소화기 문제가 복합적으로 나타나기도 합니다. 복용하는 약물의 종류가 많은 탓에 약물로 인한 복통도 흔히 발생합니다.

복통의 원인은 그만큼 다양하기 때문에 그것을 하나하나 나열하는 것은 별 의미가 없습니다. 대신 이해하기 쉽게 위치별 통증의 원인과 내과적·수술적 처치를 요하는 상황의 구분에 대해 살펴본 뒤 대처 방법을 안내하겠습니다.

복통의 종류

❶ 위치별 복통의 의미

복통의 위치는 원인을 파악하는 중요한 단서가 됩니다. 하지만 고령자의 경우 통증 부위가 정확하지 않거나 여러 곳이 동시에 아픈 경우가 많아서 주의 깊게 관찰해야 합니다.

명치 부근의 통증은 주로 위와 관련된 문제를 의미합니다. 위염, 위궤양, 역류성 식도염 등이 원인이 될 수 있고 때로는 심장질환이 명치 통증으로 나타나기도 합니다.

오른쪽 상복부의 통증은 담낭이나 간과 관련된 문제일 가능성이 높습니다. 담석증, 담낭염, 간염 등이 원인이 될 수 있습니다. 세 가지 질환 모두 진단이 늦어지면 패혈증으로 발전할 수 있으니 빠른 내원과 검사가 필요합니다.

배꼽 주변의 통증은 소장과 관련된 문제가 많습니다. 단순 장염부터, 수술한 기왕력이나 종양이 있다면 장폐색이나 허혈성 장염 같은 응급상황이 원인이 될 수 있습니다.

왼쪽 하복부의 통증은 대장과 관련된 문제가 많습니다. 맹장염, 게실염, 대장염, 변비 등이 원인이 될 수 있습니다.

❷ 내과적 치료 vs 외과적 치료

복통의 원인 중 심하지 않은 기능성, 감염성 장염과 단순 위염, 위경

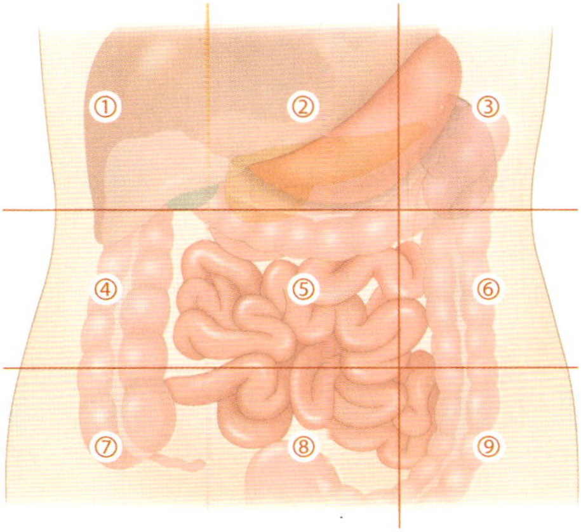

①	②	③
간염, 담낭염, 늑막염	협심증, 위궤양, 위염, 위식도역류염, 췌장염	위염, 위궤양, 늑막염
④	⑤	⑥
신장결석, 요로결석, 게실염, 난소·나팔관 질환(여성)	장염, 장 마비, 맹장염 초기	신장결석, 요로결석, 게실염, 난소·나팔관 질환(여성)
⑦	⑧	⑨
장염, 맹장염, 게실염, 난소·나팔관 질환(여성)	장염, 요로감염, 직장염, 전립선염(남성)	장염, 난소·나팔관 질환(여성), 게실염

복두 소화기관의 위치

련 등은 증상을 조절하는 약제와 수액 치료, 식이 조절 등을 하면서 장이 스스로 회복하도록 도와주면 저절로 좋아지는 질환들입니다. 반면 '급성 복증'이라고도 불리는 질환들은 즉각적인 진단과 수술이 필요합니다. 지체되면 생명이 위험할 수 있습니다. 대표적인 질환으로 급성 충수염, 담낭염, 마비성 장폐색, 허혈성 장염, 자궁 외 임신, 난소 꼬임 등이 있습니다.

증상만으로 두 범주를 명확하게 구분하는 것이 애매할 때도 있지만 보통 내과적인 보존적 처치만으로 좋아지는 질환은 통증이 심하지 않고, 시간에 따라 저절로 좋아졌다가 나빠지기를 반복하며, 단순 소염 진통제나 소화제에 반응을 보이는 편입니다. 반면 외과적인 해결이 필요한 복통은 시간이 지나면서 통증이 급격하게 심해지고 열이나 식은 땀을 동반하는 경우가 많습니다.

병원에서는 통증 부위를 손으로 눌러 보면서 누를 때에만 통증이 있는지(압통), 눌렀다가 뗄 때에도 통증이 있는지(반발 압통)를 확인해 수술적 치료를 요하는 질병이 있는지 살펴봅니다. 수술적 치료를 요하는 질환들은 대부분 복막 전체에 염증을 유발하여 눌렀을 때 심한 통증이 생기기 때문입니다.

하지만 환자나 보호자가 이를 판단하기는 어렵습니다. 이보다는 **뒤꿈치 떨어뜨리기 검사**heel drop test가 일반인에게는 더 유용합니다. 뒤꿈치를 높게 들고 서 있다가 쿵 소리가 날 정도로 땅에 떨어뜨릴 때 복통이 유발되는지를 보는 검사인데, 복통이 나타난다면 수술적 치료를

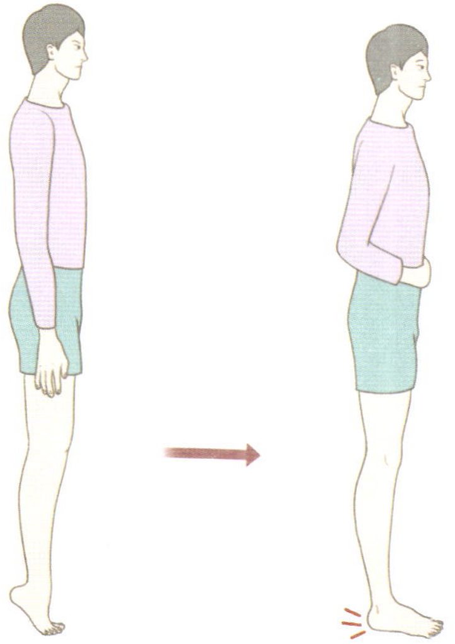

뒤꿈치 떨어뜨리기 검사

요하는 복막 자극 증상이 있음을 시사하는 소견이므로 빠르게 병원을 가야 합니다.

❸ 응급상황을 알리는 위험 신호

심한 복통 외에도 응급상황을 시사하는 동반 증상이 있습니다. 혈변이나 토혈이 있는 경우도 즉시 병원을 방문해야 합니다. 검은색 변은 위장관 출혈의 신호일 수 있고, 선홍색 혈변은 대장 출혈을 의미할 수 있습니다. 구토와 함께 복통이 있으면서 변이나 방귀가 나오지 않는 경우에는 장폐색을 의심해야 합니다.

발열과 함께 복통이 있는 경우에도 주의가 필요합니다. 특히 고열이 지속되거나 오한과 함께 나타나면 감염이나 염증이 진행되고 있다는 신호일 수 있습니다. 복부가 딱딱하게 굳거나 만질 때 극심한 통증이 있으면 복막염을 의심해야 합니다.

어지러움이나 실신, 식은땀, 창백함 등의 전신 증상이 복통과 함께 나타나면 내출혈이나 쇼크 상태일 가능성이 있으므로 즉시 응급처치가 필요합니다.

고령 복통 환자 돌봄 포인트

복통을 호소하는 고령자를 돌볼 때는 통증의 변화를 지속적으로 관찰해야 합니다. 통증의 위치, 강도, 양상이 어떻게 변하는지 기록해 두면 의료진에게 도움이 됩니다. 또한 음식 섭취와의 관련성, 배변 상태, 동반 증상 등도 함께 관찰합니다.

통증이 심할 때는 편안한 자세를 취하도록 도와주고, 따뜻한 찜질이나 가벼운 마사지를 제공해도 도움이 될 수 있습니다. 하지만 맹장염이나 복막염이 의심되는 경우에는 찜질을 피해야 하므로 주의합니다.

음식 섭취는 의사의 지시에 따라야 합니다. 일반적으로 심한 복통이 있을 때는 금식하는 것이 좋지만 탈수를 방지하기 위해 소량의 물은 마실 수 있습니다. 임의로 진통제를 복용하는 것은 진단을 어렵게 만들 수 있으므로 피해야 합니다.

복통은 고령자에게 흔한 증상이지만 그 원인은 매우 다양하고 복잡합니다. 단순한 소화불량부터 생명을 위협하는 응급상황까지 다양한 가능성이 있으므로 증상을 가볍게 여기지 말고 주의 깊게 관찰할 것을 권합니다. 무엇보다 위험 신호를 놓치지 않고 적절한 시점에 전문의의 도움을 받는 것이 가장 중요합니다.

구토와 설사 시 탈수 예방

상황 19

신 할머니는 평소 물을 잘 안 드시는 편이었습니다. 어느 날 아침부터 속이 메스껍다며 식사를 거부하고 오후부터는 구토까지 시작되었지만 감기 기운이겠지 생각하며 누워 계셨습니다. 저녁이 되자 어지럼증 때문에 화장실에 가다가 주저앉고 말았습니다. 다음 날, 수액이라도 맞기 위해 가족들과 함께 병원에 갔지만 의사는 할머니의 상태가 심상치 않다며 검사를 권했습니다. 검사 결과 탈수가 심하여 콩팥 기능이 저하되었고, 이로 인해 전해질 불균형도 심하다는 이야기를 들었습니다. 병원에 더 늦게 갔다면 혈액 투석까지 받을 뻔했다는 의사의 말을 가족들은 믿을 수가 없었습니다.

고령자는 체내 수분 비율이 낮고 신장 기능이 떨어져 있어서 탈수에 더욱 취약합니다. 평상시에도 갈증을 잘 느끼지 못해 수분 섭취가 부족한 경우가 많은데, 구토나 설사가 생기면 급속도로 탈수가 진행될 수 있습니다. 특히 만성질환으로 여러 약물을 복용하고 있는 고령자는 탈수로 인해 약물 농도가 높아져 부작용이 생길 위험도 있습니다.

젊은 사람은 하루 정도 구토나 설사를 해도 큰 문제가 없지만 고령자는 몇 시간만 지나도 위험한 상태가 될 수 있습니다. 또한 탈수 증상이 애매하게 나타나서 가족들이 심각성을 인지하지 못하는 경우도 많습니다.

구토와 설사의 주요 원인과 증상

❶ 구토, 설사의 다양한 원인

고령자에게 구토와 설사를 일으키는 원인은 매우 다양합니다. 가장 흔한 것은 급성 위장염으로, 바이러스나 세균 감염에 의해 발생합니다. 상한 음식을 먹거나 위생이 좋지 않은 환경에 노출될 때 생기기 쉽습니다. 노로바이러스 같은 바이러스성 장염은 전염성이 강해서 가족 간 전파도 주의해야 합니다.

약물로 인한 위장 장애도 중요한 원인입니다. 항생제, 소염진통제, 일부 혈압약과 당뇨약 등이 구토나 설사를 일으킬 수 있습니다. 특히 새로운 약물 복용을 시작한 후에 증상이 나타났다면 약물과의 연관성을 의심해 봐야 합니다.

만성질환의 악화로 인해 구토와 설사가 나타날 수도 있습니다. 당뇨병 악화, 신장이나 심장 기능 저하에 소화기 증상이 동반될 수 있으며, 변비약을 과도하게 복용하거나 부적절하게 사용해도 심한 설사가 생길 수 있습니다.

❷ 탈수의 단계별 증상과 위험 신호

탈수는 단계적으로 진행되며, 초기에 발견해서 적절히 대처하는 것이 중요합니다. 경미한 탈수 상태에서는 갈증과 입 마름이 나타납니다. 소변량이 줄어들고 소변 색깔이 진해지며, 피부 탄력이 떨어져서 손등을 꼬집었다가 놓아도 천천히 펴집니다. 또한 평소보다 피곤하고 어지러움을 느끼기 시작합니다.

중등도 탈수가 되면 증상이 더욱 뚜렷해집니다. 입안과 혀가 마르고 끈적해지며, 눈이 움푹 들어가 보입니다. 맥박이 빨라지고 혈압이 떨어져서 일어설 때 어지러움이 심해집니다. 소변량이 현저히 줄어들고 6시간 이상 소변을 보지 못하는 경우도 있습니다. 정신적으로도 집중력이 떨어지고 짜증을 내거나 혼란스러워합니다.

심한 탈수 상태는 생명을 위협하는 응급상황입니다. 의식이 흐려지고 극심한 어지러움으로 일어서지 못합니다. 맥박이 매우 빠르고 약해지며, 혈압이 심하게 떨어져 쇼크 상태가 될 수 있습니다. 소변은 거의 나오지 않고, 피부가 창백해지거나 차갑게 됩니다.

구토, 설사에 대한 치료

❶ 수분 보충의 올바른 방법

구토와 설사가 있는 고령자의 경우 단순히 물을 마시는 것만으로는 충분히 수분이 보충되지 않습니다. 전해질도 많이 손실된 상태이므로 나트륨, 칼륨, 염소 등도 함께 보충해야 합니다.

이때는 시중에서 판매하는 경구 수분 보충액을 섭취하는 것이 이상적입니다. 적절한 비율의 당분과 전해질이 들어 있는 제품이므로 장에서 흡수가 잘됩니다. 만약 구입하기 어렵다면 집에서 만들 수도 있습니다. 물 1리터에 설탕 2큰술과 소금 1작은술을 넣고 잘 저어서 만든 용액을 마시면 됩니다.

하지만 아무리 좋은 수분 보충액이라도 한 번에 많이 마시면 구토를 악화시킬 수 있습니다. 5~10분마다 1~2큰술씩 조금씩 자주 마시는 것이 효과적입니다. 찬물보다는 미지근한 물이 속을 덜 자극합니다.

얼음 조각을 입에 물고 천천히 녹여 먹는 방법도 도움이 됩니다. 특히 구토가 심해서 물을 마시기 어려울 때 유용합니다. 또한 맑은 육수나 미음, 이온음료 등도 수분과 전해질 보충에 도움이 됩니다.

❷ 피해야 할 음식과 음료

구토와 설사가 있을 때는 카페인이 든 음료(커피, 녹차, 콜라 등)를 피해야 합니다. 카페인의 이뇨 작용 탓에 탈수가 악화될 수 있습니다. 술은 당연히 피해야 하고 탄산음료도 좋지 않습니다.

우유나 유제품은 설사를 악화시킬 수 있으므로 피하는 것이 좋습니다. 기름진 음식, 맵고 자극적인 음식, 섬유질이 많은 음식도 장을 자극해서 증상을 악화시킬 수 있습니다. 과일 중에서도 자두, 살구처럼 완하 작용이 있는 것들은 피해야 합니다.

단순당이 많이 든 과일주스나 꿀물도 주의해야 합니다. 당분이 높으면 삼투압 효과로 인해 설사가 더 심해질 수 있기 때문입니다. 만약 과일주스를 마시고 싶다면 물로 2~3배 희석해서 마시는 것이 좋습니다.

❸ 단계적 식사 재개 방법

응급실에서 단순 복통이나 설사 환자에게 자주 설명하는 단계적 식사 재개 방법입니다. 구토와 설사 증상이 호전되기 시작하면 식사를 재개해야 합니다. 처음에는 맑은 유동식부터 시작합니다. 육수, 보리차, 미음 등이 좋고 토스트나 크래커 같은 담백한 음식도 도움이 됩니다.

증상이 더 나아지면 바나나, 쌀죽, 삶은 감자 같은 부드럽고 소화하기 쉬운 음식을 추가합니다. 바나나는 칼륨이 풍부해서 전해질 보충에도 도움이 됩니다. 쌀죽은 수분과 탄수화물을 동시에 공급할 수 있어 좋습니다.

마지막 단계에서는 삶은 닭고기, 생선, 달걀 등의 단백질을 조금씩 추가합니다. 하지만 여전히 기름진 음식, 유제품, 회, 덜 익힌 음식, 매운 음식은 피해야 합니다.

완전히 회복될 때까지는 일주일 정도 걸릴 수 있으므로 서두르지 말고 천천히 진행하는 것이 중요합니다.

❹ 약물 사용 시 주의사항

구토와 설사가 있을 때 함부로 약물을 사용하는 것은 위험할 수 있습니다. 지사제는 감염성 설사의 경우 병원균이 몸 밖으로 배출되는 것을 방해해서 오히려 증상을 악화시킬 수 있습니다. 특히 혈변이 있거나 고열이 동반된 설사에는 절대 사용하지 말아야 합니다.

구토 억제제도 마찬가지로 원인을 제거하지 않고 증상만 억제하면 위험할 수 있습니다. 특히 고령자는 약물에 더 민감하므로 부작용이 생길 위험이 높습니다.

평소 복용하던 약물들도 주의가 필요합니다. 음식을 먹지 못하는 상황에서 당뇨약을 복용하면 저혈당을 일으킬 수 있으며, 혈압약도 탈수 상태에서는 혈압을 과도하게 떨어뜨릴 수 있습니다. 이런 경우에는 반드시 의사와 상의해서 복용량을 조절하거나 일시적으로 중단하는 것을 고려해야 합니다.

❺ 언제 병원에 가야 할까

구토와 설사가 있다고 해서 무조건 병원에 갈 필요는 없습니다. 증상이 경미하고 수분 섭취가 가능하다면 1~2일 정도 집에서 경과를 관찰해도 좋습니다. 하지만 고령자의 경우 중등도 탈수 증상이 보인다면 병원 방문을 고려해야 합니다. **6시간 이상 소변을 보지 못하거나 피부 탄력이 현저히 떨어졌을 때, 입안이 심하게 마르는 경우**가 이에 속합니다. **평소 복용하는 중요한 약물을 계속 토해 내는 경우**에도 의사와 상의해야 합니다. 다만 아래와 같은 상황에서는 지체하지 않고 응급실에 방문해야 합니다.

응급 의심 상황

- 24시간 이상 물도 마시지 못할 만큼 극심한 구토
- 혈변 또는 토혈 증상
- 38도 이상의 지속적인 고열
- 극심한 복통
- 의식 저하
- 극심한 어지럼증

위장출혈의 징후들

상황 20

손 할머니는 무릎 관절염으로 소염진통제를 꾸준히 복용하고 있습니다. 최근 몇 주 동안 기운이 없고 쉽게 피곤해하셨지만 가족들은 환절기 날씨 때문일 거라고 생각했습니다. 그런데 어느 날 아침 갑작스러운 어지럼증으로 응급실에 갔더니 심한 빈혈과 함께 위궤양으로 인한 출혈 진단을 받았습니다. 의사는 "출혈이 상당 기간 지속되었을 것"이라며 조금만 늦었어도 위험했다고 말했습니다.

위장출혈은 위, 십이지장, 소장, 대장 등 소화기관 어디서든 발생할 수 있는 심각한 응급상황입니다. 고령자의 경우 젊은 사람에 비해 위장출혈의 위험이 훨씬 높고, 한번 출혈이 시작되면 더 빨리 악화되며, 회복도 어렵습니다. 특히 문제가 되는 것은 초기에 뚜렷한 증상이 없어서 발견이 늦어지는 경우가 많다는 점입니다.

고령자는 관절염, 심혈관 질환 등으로 아스피린, 소염진통제, 혈액희석제 등을 복용하는 경우가 많은데, 이런 약물들이 위장출혈의 위험을 크게 높입니다. 또한 나이가 들면서 위 점막이 얇아지고 혈관이 약해져서 작은 자극에도 출혈이 일어나기 쉽습니다.

위장출혈의 특징과 증상

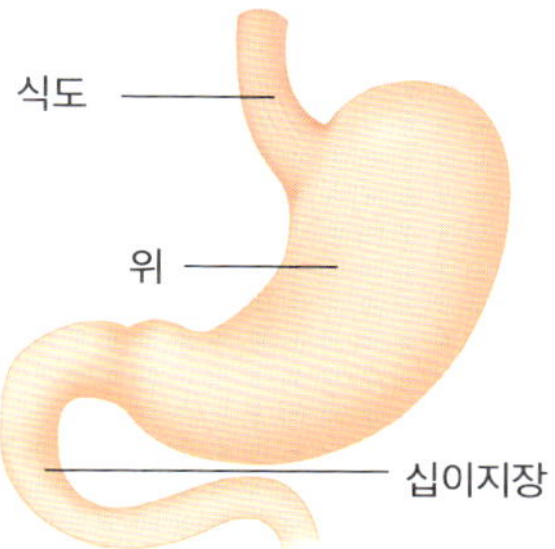

상부 위장관

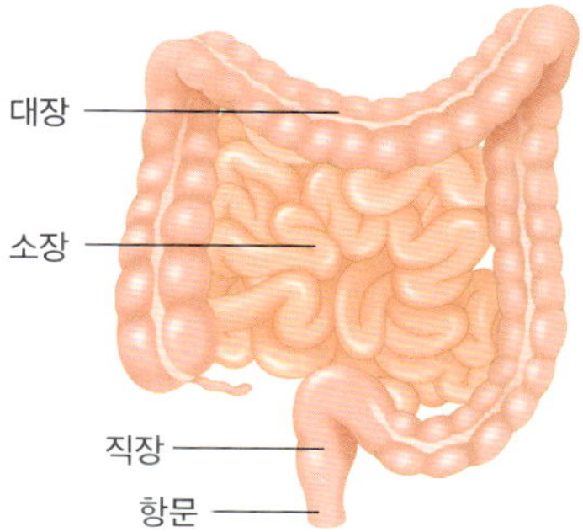

하부 위장관

❶ 상부 위장관 출혈의 특징

상부 위장관 출혈은 위, 십이지장, 식도에서 발생하는 출혈을 말합니다. 가장 흔한 원인은 위궤양과 십이지장 궤양이며, 식도정맥류 파열, 위염, 말로리-바이스 열상 등도 원인이 될 수 있습니다. 고령자의 경우 약물로 인한 궤양이 특히 많습니다.

상부 위장관 출혈의 특징적인 증상은 흑색변입니다. 혈액이 위산과 만나 산화되면서 검은색으로 변하기 때문입니다. 마치 콜타르처럼 끈적하고 냄새도 독특합니다. 변비약 때문이라고 생각하고 가볍게 넘기는 경우가 있는데, 이는 매우 위험한 생각입니다.

토혈도 중요한 증상입니다. 출혈량이 많거나 위에 혈액이 많이 고여 있으면 피를 토하게 됩니다. 선홍색 피를 토하는 경우도 있지만 위산과 섞여서 커피 찌꺼기 같은 갈색 구토물이 나오는 경우가 더 흔합니다.

❷ 하부 위장관 출혈의 특징과 증상

하부 위장관 출혈은 소장, 대장, 항문에서 발생하는 출혈을 말합니다. 대장암, 게실 출혈, 치질, 염증성 장질환 등이 주요 원인입니다. 고령자에게는 게실 출혈과 대장암으로 인한 출혈이 특히 중요합니다.

하부 위장관 출혈의 가장 뚜렷한 증상은 혈변입니다. 출혈 부위에 따라 혈액의 색깔이 다르게 나타나는데, 항문에 가까운 부위에서 출혈이 있으면 선홍색 혈변이 나오고 상부 대장에서 출혈이 있으면 검붉은 색의 혈변이 나옵니다.

게실 출혈의 경우 갑자기 대량의 선홍색 혈변이 나오는 것이 특징입니다. 복통 없이 갑자기 시작되어 환자와 가족을 놀라게 합니다. 반면 대장암으로 인한 출혈은 소량씩 지속적으로 발생하여 만성 빈혈을 일으키는 경우가 많습니다.

❸ 숨겨진 출혈의 위험성

위험한 것은 눈에 보이지 않는 출혈입니다. 현미경을 통해서만 보이는 이 출혈을 잠혈이라고도 합니다. 소량의 출혈이 오랫동안 지속되면 혈변이나 흑색변으로 나타나지 않고, 대신 서서히 빈혈이 진행됩니다. 이런 경우 환자는 "나이 들어서 기운이 없다", "요즘 쉽게 피곤해진다"고 하며 가볍게 여기기 쉽습니다.

잠혈로 인한 빈혈의 초기 증상은 매우 모호한 편입니다. 쉽게 피로해지고, 계단을 오르면 숨이 차며 어지러움을 느끼는 정도입니다. 고령자 대부분이 이런 증상을 노화의 자연스러운 과정으로 받아들여 치료 시기를 놓치는 경우가 많습니다.

빈혈이 진행되면 증상이 더욱 뚜렷해집니다. 얼굴이 창백하고 손톱이 하얗게 변하며 심장박동이 빨라집니다. 조금만 움직여도 숨이 차고 가슴이 두근거리며 심한 경우 실신할 수도 있습니다.

❹ 약물과 위장출혈의 관계

고령자가 복용하는 많은 약물들이 위장출혈의 위험을 높입니다. 대표적인 것이 비스테로이드성 소염진통제로, 관절염 치료에 흔히 사용되지만 위 점막을 손상시켜 궤양과 출혈을 일으킬 수 있습니다. 특히 고령자는 이런 부작용에 더 취약합니다.

아스피린도 중요한 위험 요인입니다. 심혈관 질환 예방을 위해 저용량 아스피린을 복용하는 고령자가 많은데, 용량이 적어도 장기간 복용하면 위장출혈 위험이 증가합니다. 다른 혈액희석제와 함께 복용한다면 특히 주의가 필요합니다.

스테로이드 약물도 위장출혈 위험이 있습니다. 관절염, 천식, 알레르기 등의 치료에 사용되는 스테로이드는 위 점막을 얇게 만들고 치유 능력을 떨어뜨려 출혈 위험을 높입니다.

혈액희석제인 와파린과 새로운 항응고제들도 출혈 위험을 증가시킵니다. 이런 약물들은 혈전 예방에 필수적이지만, 위장출혈이 발생했을 때 출혈량을 늘리고 지혈을 어렵게 만들 수 있습니다.

위장출혈에 대한 치료

❶ 응급처치와 초기 대응

위장출혈이 의심되는 고령자가 있다면 먼저 안전한 곳에 눕히고, 다리를 약간 높여서 혈액 순환을 도와줍니다. 의식이 있는지 확인하고 호흡과 맥박을 체크합니다(64~74쪽 참고).

구토를 하는 경우에는 기도가 막히지 않도록 고개를 옆으로 돌려줍니다. 구토물에 혈액이 섞여 있는지 관찰하고, 양과 색깔을 기록해둡니다. 변의 색깔과 양상도 중요한 정보이므로 가능하면 사진을 찍어두는 것이 좋습니다.

즉시 119에 신고하고 구급대원이 도착하기 전까지 계속해서 의식 상태와 생체 징후를 관찰합니다. 혈압이 떨어지거나 의식이 흐려지면 즉시 응급처치를 시행해야 합니다.

절대 해서는 안 되는 것들도 있습니다. 출혈이 있을 때 물이나 음식을 주어서는 안 되고, 지혈을 위해 얼음을 먹이거나 찬물을 마시게 하는 것도 효과가 없습니다. 함부로 약물을 투여하는 것도 위험할 수 있습니다.

❷ 치료와 지혈 방법

위장출혈의 치료는 출혈량과 부위, 원인에 따라 달라집니다. 경미한 출혈의 경우 약물 치료만으로도 호전될 수 있지만, 심한 출혈에는 응급처치가 필요합니다.

응급실을 방문하게 되면 코에 비위관을 넣어 위에 위치시킨 다음 생리식염수로 세척을 진행합니다. 이를 통해 출혈 위치가 상부인지 하부인지 파악하고, 현재 계속 출혈 중인지 판단합니다. 직장 수지 검사를 해서 직접 대변의 양상을 관찰하기도 하고, 잠혈 반응 검사를 통해 눈으로 보이지 않는 출혈의 유무를 평가하게 됩니다.

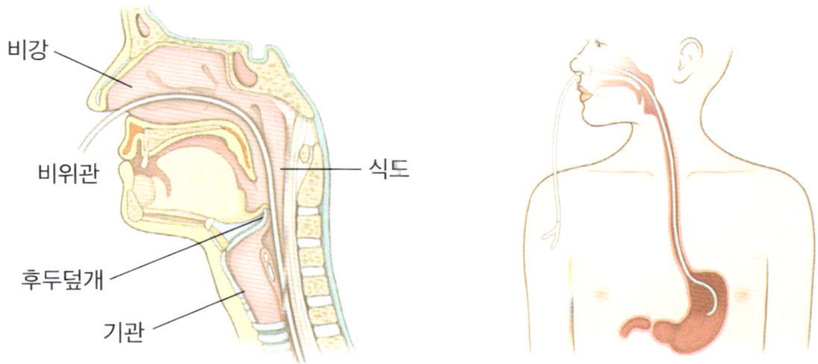

비위관 삽입

가장 일반적인 치료법은 내시경적 지혈술입니다. 내시경을 통해 출혈 부위를 직접 확인하고 전기 소작, 클립 결찰, 약물 주입 등의 방법으로 지혈합니다. 성공률이 높고 비교적 안전한 시술입니다.

혈관 조영술을 통한 색전술도 효과적인 방법입니다. 특히 내시경으로 접근하기 어려운 부위의 출혈이나 대량 출혈에 유용합니다. 출혈 혈관을 찾아서 코일이나 색전 물질로 막아 지혈합니다.

수술적 치료는 앞선 방법으로 지혈이 되지 않거나 종양 등의 근본 원인을 제거해야 할 때 시행합니다. 고령자의 경우 수술 위험이 높으므로 신중하게 결정해야 합니다.

약물 치료의 경우 위산 분비 억제제로 위 환경을 개선하고, 필요시 지혈제를 사용합니다. 출혈량이 많을 때에는 수혈이 필요할 수도 있습니다.

❸ 예방과 관리의 중요성

위장출혈을 예방하기 위해서는 위험 요인을 관리하는 것이 중요합니다. 가장 기본적인 것은 약물 사용의 주의입니다. 소염진통제나 아스피린을 장기간 복용해야 하는 경우에는 위 보호제를 함께 복용하거나 정기적인 검사를 받아야 합니다.

생활습관 개선도 중요합니다. 금연과 절주는 기본이고, 맵고 자극적인 음식을 피해 규칙적인 식사를 하는 것이 좋습니다. 스트레스 관리도 위 건강에 도움이 됩니다.

정기적인 건강검진을 통해 조기에 발견하면 위급한 상황을 예방할 수 있습니다. 특히 위장출혈의 위험 요인이 있는 고령자는 정기적인 내시경 검사나 대변 잠혈 검사를 받아야 합니다.

가족들의 관심과 관찰도 필요합니다. 고령자의 배변 습관과 변의 색깔을 주의 깊게 관찰하고, 혈색과 컨디션 변화 등의 증상을 놓치지 않아야 합니다.

Chapter 9

3줄 요약

1 고령자는 통증 인지 능력이 떨어져 심각한 질환도 가벼운 복통으로 표현할 수 있으므로 증상만으로 중증 여부를 판단하기 어렵습니다.

2 위치별 복통의 원인과 내·외과적 구분, 발열·혈변·의식 저하 등의 위험 신호를 통해 응급상황을 빠르게 인지하는 것이 중요합니다.

3 보호자는 환자의 통증 변화와 동반 증상을 세심히 관찰하고, 위험 신호가 보이면 지체 없이 의료진의 도움을 받아야 합니다.

체크 포인트

+ 복통, 구토, 설사 증상 발생 시 단기간 금식으로 증상이 호전되는지 파악하기
+ 경구 섭취가 불가능하거나 의식 저하, 발열 등의 증상이 동반되는 경우 빠르게 병원 방문하기
+ 평소 대변의 색을 살피고, 검거나 피가 보이면 즉시 응급실에 가기

Chapter 10

호흡곤란
: 숨이 안 쉬어져

호흡곤란의 다양한 원인

상황 21

69세 박 할머니는 2주 전 넘어지면서 거동이 어려워졌습니다. 4일 전부터는 다친 부위와 무관하게 오른쪽 다리 종아리가 붓기 시작했습니다. 혈액 순환 문제로 대수롭지 않게 여겼으나 오늘 아침 갑작스럽게 심한 호흡곤란이 발생했습니다. 따님이 할머니를 모시고 병원을 방문하였고, 심장에서 연결된 폐동맥에 혈전이 막혀서 생기는 폐색전증을 진단받았습니다.

평소 건강하던 72세 최 할머니는 한 달 전부터 갑자기 심하게 숨이 차서 주저앉아 쉬는 경우가 발생했습니다. 날씨가 덥고 연로한 탓이라고 생각했지만 증상이 점차 심해지자 가족들은 심장에 문제가 있는 것 아니냐며 병원에 가 보자고 했습니다. 하지만 검사 결과 빈혈이 심하다는 진단을 받았습니다. 몇 달간 입맛이 없어 제대로 드시지 못하면서 철분 부족으로 인해 빈혈이 생긴 것이었습니다.

고령자에게 호흡곤란을 유발하는 원인은 다양합니다. 나이가 들면서 폐활량이 줄어들면 숨 쉬는 게 불편해질 수 있지만, 때로는 예상치 못한 원인이 숨어 있을 수 있습니다

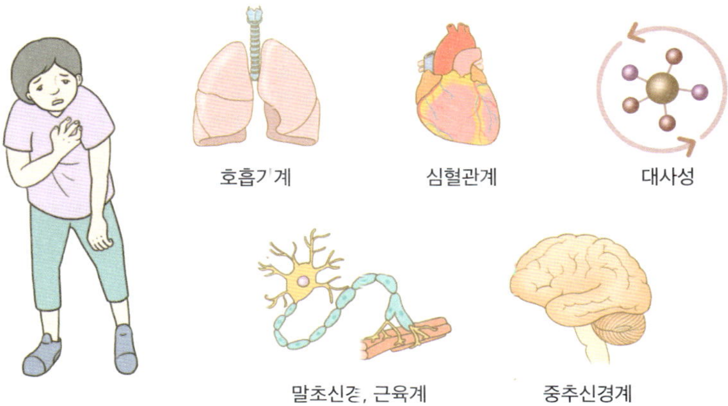

호흡곤란을 유발하는 다양한 원인

숨 쉬는 일은 별다른 노력 없이 자연스럽게 느껴지지만 호흡곤란을 경험해 본 사람이라면 편안히 숨 쉬는 게 얼마나 감사한 일인지 실감할 것입니다.

정상적인 호흡은 횡격막의 수축과 이완을 통해 이루어집니다. 횡격막 수축 시 흉곽 안쪽의 압력이 감소하면서 바깥의 공기가 코와 입을 거쳐 기관과 기관지를 지나 폐로 들어옵니다. 이때 폐의 기본 단위인 폐포라는 공간에서 심장으로부터 나온 혈관과 공기가 만나면서 산소는 흡수하고 이산화탄소는 내뱉는 과정이 일어나게 됩니다. 이 일련의 과정은 뇌의 호흡 중추인 연수가 담당합니다.

우리 몸에 산소가 부족하거나 이산화탄소가 많아지면 숨 쉬는 속도가 저절로 빨라지고 산소 농도가 회복되면 호흡을 다시 늦추는 식으로 조절합니다. 이 과정의 어디선가 문제가 발생하게 되면 숨이 잘 안 쉬어지고, 아무리 심호흡을 해도 답답한 느낌이 남아 있게 되는 겁니다. 호흡이 시작되는 곳에서부터 폐포와 혈관까지의 순서대로 호흡곤란의 원인에 대하여 살펴보도록 하겠습니다.

상기도 폐쇄로 인한 호흡곤란

공기 유입이 시작되는 코와 입부터 기도가 시작되는 성문까지를 상기도라고 합니다. 알레르기 비염이나 축농증, 콧물감기로 인해 코의 숨길에 해당하는 비강이 좁아지거나 코를 지나 목 안쪽에 해당하는 인후두에 감염과 염증이 생기면 그 정도에 따라 숨 쉬기가 불편해집니다. 다만 이러한 원인들은 심각한 호흡곤란으로 이어지지는 않습니다.

무언가를 먹고 마실 때 기관지로 물이나 음식이 들어가는 것을 막아 주는 부위를 후두덮개라고 하는데, 이곳에 염증이 생겨 부어오르면 매우 빠른 속도로 심각한 호흡곤란이 발생할 수 있습니다. 후두덮개에 감염성 염증이 생겨 부어오르는 후두개염의 특징적인 4가지 증상은 침도 삼키기 힘들 정도의 '삼킴 곤란', 침을 못 삼켜 입으로 흘리게 되는 '침 흘림', 목소리가 탁해져 쉿소리처럼 들리는 '목소리 변화', 그리고 숨이 차고 호흡이 힘들어지는 '호흡곤란'입니다. 따라서 단순 목감기가 아닌 후두개염이 의심되면 이를 빠르게 인지하고 병원에 방문해야 합니다.

고령자가 주로 떡과 같은 고형 음식을 먹다가 캑캑거리면서 호흡곤란을 호소하고 의식까지 잃게 되면 이물에 의한 기도 폐색을 의심해야 합니다. 이에 대한 대처를 수분 이내에 적절히 시행하지 않으면 급성 호흡 부전에 의한 심정지까지 발생할 수 있습니다.

환자가 의식이 있을 때에는 **하임리히법**을 시행하여 이물 제거를 시도해 볼 수 있습니다. 그러나 급한 마음에 손가락을 환자의 입에 넣어서는 안 됩니다.

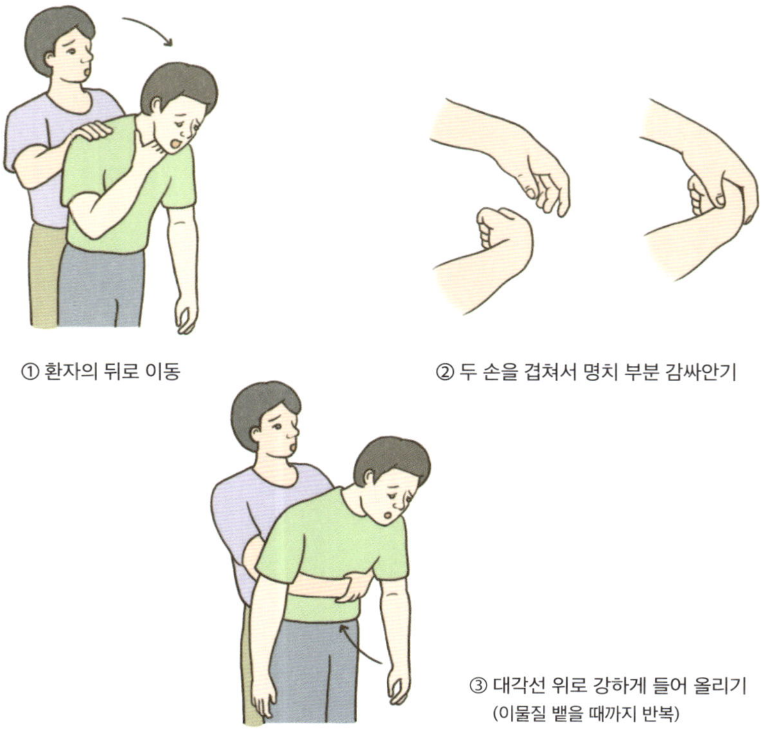

하임리히법

폐질환으로 인한 호흡곤란

호흡곤란은 폐의 문제가 원인인 경우가 많습니다. 폐에 세균이나 바이러스, 곰팡이 등에 의해 염증이 생기는 급성 감염 질환을 폐렴이라고 부릅니다. 폐렴은 병균 외에도 항암제와 같은 화학 물질에 의해 발생할 수 있으며, 증상은 서로 매우 유사합니다. 고령자에게서는 기침, 가래 등의 전형적인 호흡기계 증상 없이 전신 무력감, 식욕 부진 등만 나타날 수 있다는 사실도 잊으면 안 됩니다.

또한 폐렴 외에도 만성 폐쇄성 폐질환, 천식, 간질성 폐질환을 앓고 있는 분의 경우에는 사소한 감기에도 호흡곤란이 심하게 나타날 수 있습니다. 폐에 구멍이 나면서 호흡이 힘들어지는 기흉은 넘어지면서 갈비뼈가 골절되며 발생하기도 하고, 기침하다 폐기종이 터지면서 발생하기도 합니다.

심장질환으로 인한 호흡곤란

심장은 펌프 역할을 하므로 심장 기능이 약해지면 폐에 혈액이 정체되거나 각 조직으로의 산소 공급이 부족해져 호흡곤란이 발생합니다. 가장 흔한 원인이 심장 기능의 만성적인 저하로 인해 발생하는 심부전입니다.

초반에는 계단을 오르거나 빨리 걸을 때만 숨이 차다가 병이 진행되면 평지를 걷거나 말할 때에도 숨이 차기 시작합니다. 특히 밤에 누워 있을 때 갑자기 숨이 막혀 깨어나는 야간 발작성 호흡곤란이나 기좌호흡이 생기면 심부전을 의심해야 합니다.

심부전은 심장의 기능을 떨어지게 만드는 다양한 원인에 의해 급성으로 생기기도 하고 만성적으로 오기도 합니다. 급성 심부전의 대표적인 원인이 급성 심근경색이고, 만성 심부전은 조절되지 않는 부정맥이나 판막질환에 의한 것이 주요 원인입니다.

혈액 및 산소 운반 장애로 인한 호흡곤란

호흡에 문제가 없더라도 산소가 혈액으로 전달되지 않으면 우리 몸에서 이용 가능한 산소가 부족해지게 됩니다. 가장 흔한 원인이 빈혈입니다. 빈혈은 위장관 출혈, 영양 부족, 만성질환 등의 여러가지 원인에 의해 고령자에게도 흔히 발생합니다.

다리 정맥에서 생긴 혈전이 떨어져 나와 폐혈관을 막으면서 급성 호흡곤란을 유발하는 것을 폐색전증이라고 합니다. 막히는 혈관의 위치와 정도에 따라 가벼운 호흡곤란과 흉통부터 심하면 심정지까지 올 수 있는 무서운 질환입니다. 대부분 뚜렷한 위험 인자를 가지고 있는 경우 발생합니다. 대표적인 예로 혈류가 정체되는 상황(입원, 수술 후 장기간 침상 안정, 장거리 운전/비행), 혈관 내피가 손상되는 상황(외상, 골절, 중심정맥관 삽입, 수술), 과응고 상태(암, 임신, 출산 후, 경구피임약 복용, 호르몬 치료, 비만, 유전적 요인) 등이 있습니다.

연탄을 주요 난방원으로 사용하거나 자살 목적으로 번개탄을 피우고 나면 일산화탄소 중독이 발생하게 되는데, 일산화탄소가 혈액 안에서 정상적인 산소 운반을 방해하기 대문에 호흡곤란이 나타납니다. 호흡곤란 외에도 두통, 어지러움, 메스꺼움 등이 동반될 수 있습니다.

대사성 및 신경근육계 질환으로 인한 호흡곤란

당뇨병에 걸린 환자에게 인슐린을 제때 투여하지 않으면서 발생하는 당뇨병성 케톤산증이나 조절되지 않는 갑상선 기능 항진증을 앓고 있는 사람에게서도 호흡곤란이 발생합니다. 이는 몸의 산성도가 높아지거나 신진대사가 지나치게 활발하여 산소 요구량이 늘어나기 때문에 발생하는 증상으로, 호흡곤란 외이도 체중 감소나 손 떨림 등의 증상이 동반됩니다.

호흡에 관여하는 횡격막과 늑간근 등 호흡근육의 수축과 이완이 약화되는 신경근육계 질환도 심각한 호흡 부전을 불러일으킵니다. 루게릭병, 중증근무력증, 길랑-바레 증후군과 같은 질환들이 대표적인 원인입니다.

기타 원인들

앞서 설명한 호흡곤란의 이유들 외에도 고령자가 호흡곤란을 느끼는 다양한 원인이 있습니다. 혈압약으로 쓰고 있는 베타 차단제나 ACE 억제제는 기관지 수축이나 마른기침을 유발해서 숨 쉬는 게 불편하도록 만들 수 있습니다.

집먼지진드기, 꽃가루, 동물의 털 등에 대한 알레르기 반응이 있는 사람은 이로 인해 호흡곤란이 시작될 수 있기 때문에 유발 요인에 대한 노출을 최대한 줄여야 합니다.

신체적인 원인 외에 심적으로 발생하는 불안 장애나 공황 장애도 심각한 호흡곤란이 유발될 수 있습니다.

호흡곤란에 대한 대처

앞서 살펴본 대로 호흡곤란은 원인이 다양하고, 원인이 같더라도 중증도가 다를 수 있습니다. 고령자는 충격에 견딜 수 있는 힘이 상대적으로 적은 만큼 사소한 문제가 빠르게 악화할 수 있으므로 평소와 다른 증상이 나타나면 빠르게 인지하고 대처하는 것이 중요합니다. 증상이 심하지 않다면 우선 가까운 내과에 방문하여 외래 진료를 보는 것이 더 효과적일 수 있습니다. 만약 증상이 심하거나 급격하게 악화될 경우 보호자나 주변 사람에게 알리고 응급조치를 취한 뒤 근처 응급실에 방문할 것을 권장합니다.

활력징후 관찰

전문적인 의료 지식 없이도 호흡곤란을 호소하는 환자들의 상태 변화를 파악할 수 있습니다.

정상적인 호흡수는 분당 12~20회 정도인데, 호흡곤란 환자는 대개 이보다 빠르거나 느립니다. 호흡의 깊이와 규칙성도 중요한 포인트입니다. 얕고 빠른 호흡, 불규칙한 호흡, 또는 호흡 간격이 점점 길어지는 것 모두 악화 징후입니다.

맥박은 손목의 요골 동맥이나 목의 경동맥에서 측정할 수 있습니다. 정상 맥박수는 분당 60~100회이지만 호흡곤란 시에는 대개 빨라집니다. 맥박이 매우 약하거나 불규칙하다면 심각한 상황일 가능성이 높습니다. 혈압계가 있다면 혈압도 측정해 보는 것이 좋지만 응급상황에서는 그에 따른 처치가 우선입니다.

피부색 변화도 중요한 관찰 대상입니다. 입술, 손톱, 귓불이 파랗게 변하는 청색증은 산소 부족의 심각한 징후입니다. 또한 피부가 차갑고 축축해지거나 반대로 매우 뜨거워지는 것도 주의해야 할 변화입니다.

환자의 의식 상태도 계속 관찰해야 합니다. 처음에는 의식이 명료했던 환자가 점점 반응이 둔해지거나 혼동을 보인다면 뇌에 산소 공급이 부족해지고 있다는 신호입니다.

자세 조정과 기도 확보

호흡곤란이 극심한 고령자는 스스로 상황을 통제하고 증상 호전을 위해 대처하기가 쉽지 않습니다. 보호자나 주변인이 적극적으로 대처를 해야 하는데, 이때 중요한 초기 처치 중 하나는 환자에게 적절한 자세를 취하게 하는 것입니다. 호흡곤란 환자는 대부분 누워 있는 것보다 앉아 있거나 상체를 세운 자세를 더 편안해합니다. 중력의 도움으로 횡격막이 아래로 내려가면서 폐가 더 잘 확장되고, 정맥혈의 심장 환류량이 줄어들어 심장 부담을 덜어 주기 때문입니다. 따라서 환자를 의자에 앉히거나 침대 등받이를 45도 이상 세워 주는 것이 좋습니다.

다만 환자가 의식을 잃었거나 구토를 하고 있다면 기도 폐색을 방지하기 위해 옆으로 눕히는 회복 자세를 취해야 합니다. 얼굴은 아래쪽으로 향하게 해서 구토물이나 분비물이 기도로 들어가지 않도록 합니다.

목 주변을 조일 수 있는 옷이나 액세서리는 느슨하게 풀어 줍니다. 넥타이, 스카프, 목이 높은 옷 등은 목 혈관을 압박하여 뇌로 가는 혈류를 방해할 수 있습니다. 또한 의치를 착용하고 있는 환자라면 의치가 헐거워져서 기도를 막을 위험이 있는지 확인해야 합니다. 의치가 헐겁거나 일부가 떨어져 나왔다면 즉시 제거해야 하지만 잘 맞는 상태라면 굳이 빼지 않아도 됩니다.

병원에 내원해야 하는 시기

호흡곤란으로 인한 산소 부족과 이산화탄소 과잉의 정도를 의료기기 없이 평가하기는 현실적으로 불가능합니다. 고령자 스스로 느끼기에, 혹은 보호자가 판단하기에 호흡곤란의 진행 속도나 정도가 빠르다 싶으면 무조건 빠른 시기에 병원을 방문하는 것이 좋습니다.

급성 호흡곤란은 대부분 응급처치와 검사를 병행해야 하므로 가까운 응급실을 방문하는 것이 좋습니다. 진행 속도가 더디거나 정도가 심하지 않으면 호흡기 내과 외래에 방문해서 증상의 원인에 대한 검사를 충분히 해 보는 편이 더 낫습니다. 호흡곤란에 대한 기본 진단인 병력 청취, 신체 진찰, 혈액 검사, 엑스레이, CT나 폐활량 검사 등이 필요하며, 그렇게 밝혀진 호흡곤란의 원인에 따른 조치가 필요합니다.

다만 고령자의 특성상 통원 치료의 접근성이 떨어지거나 외래를 기다리기 힘든 경우 119 신고를 통해 진료를 결정하는 것도 좋은 방법일 수 있습니다.

Chapter 10

3줄 요약

1 호흡곤란은 단순 노화의 문제가 아니라 폐, 심장, 혈액, 기도 문제 등 여러 원인으로 갑자기 발생할 수 있습니다.

2 숨이 차면서 안색이 나빠지거나 휴식을 취해도 호흡이 힘들다면 즉시 병원 진료가 필요하며, 특히 다리 부종과 갑작스러운 흉통, 말하기 힘들거나 입술이 파래지는 증상이 나타나면 빠르게 응급실에 가야 합니다.

3 고령자의 경우 떡이나 사탕 같은 음식에도 쉽게 기도가 폐색될 수 있으며, 이 경우 지체 없이 하임리히법을 시행해야 합니다.

체크 포인트

+ 말하거나 걷기가 평소보다 어렵게 느껴진다면 호흡곤란을 의심해 보기
+ 말하거나 옷을 갈아입는 정도의 일상적 행위에도 숨이 찬다면 응급실로 내원하기
+ 이물질에 의한 기도 폐색 발생 시 시행해야 하는 하임리히법에 대해 숙지하기

Chapter 11

어지럼증
: 빙글빙글 세상이 돌아갈 때

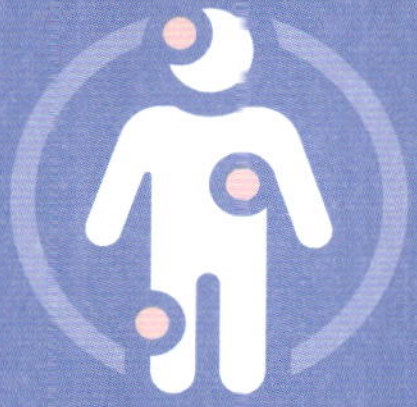

균형감각을 담당하는 세 개의 기관

상황 22

75세 정 할머니는 평소처럼 잠에서 깨어 화장실에 가기 위해 침대에서 일어나려고 했는데, 그 순간 갑자기 방 안이 빙글빙글 돌기 시작했습니다. 놀란 할머니는 다시 침대에 누웠지만 증상은 멈추지 않았습니다. 메스꺼움이 밀려왔습니다.

할머니는 뇌졸중을 걱정하며 딸에게 전화했고, 바로 병원에 갈 수 있었습니다. 이비인후과 의사가 할머니의 증상을 듣고 몇 가지 간단한 검사를 했습니다. 진단명은 '양성 돌발성 체위성 현훈',

흔히 이석증이라고 불리는 질환이었습니다.

의사는 할머니를 침대에 눕히고 고개를 특정 방향으로 돌리도록 했습니다. 처음엔 어지럼증이 더 심해졌지만 몇 분 후 신기하게도 증상이 사라졌습니다. "귀 안에 있는 작은 돌이 잘못된 위치로 이동해서 생긴 문제였어요. 지금 제자리로 돌려놓았습니다." 의사의 설명을 듣고 할머니는 안도의 한숨을 내쉬었습니다.

반면 70세 이 할머니는 아침에 일어나자마자 어지럽고 비틀거렸지만 나이 들어서 그러려니 하고 생각했습니다. 하지만 시간이 지나도 좋아지지 않았고, 화장실에 가려다가 넘어질 뻔했습니다. 점심 무렵 할머니는 물을 마시다가 사레가 들렸습니다. 말도 약간 어눌해진 것 같았습니다. 그제야 가족들이 이상하게 여겨 병원에 모시고 갔습니다.

응급실에서 신경과 의사는 할머니에게 손가락으로 코를 짚어 보라고 했습니다. 할머니는 손가락이 휘청거리며 정확히 짚지 못했습니다. 곧장 걷기도 어려워서 한쪽으로 계속 쏠렸습니다. 의사는 즉시 뇌 CT를 촬영했고, 소뇌에 작은 뇌경색이 발견되었습니다. 다행히 골든타임 내였고, 작은 경색이라 큰 후유증 없이 회복될 거라고 했습니다. 할머니는 입원하여 혈전용해제 치료를 받았고, 며칠 후 증상이 많이 호전되었습니다. 만약 좀 더 늦었다면 경색이 커져서 심각한 장애가 남았을 수도 있습니다.

이번 챕터는 갑작스러운 어지럼증으로 놀라고 두려워하는 분들을 위한 내용입니다. 어지럼증은 매우 흔한 증상입니다. 60세 이상 고령자의 약 30%가 어지럼증을 경험한다는 통계가 있습니다. 하지만 대부분의 어지럼증은 생명을 위협하지 않으며, 적절한 치료로 충분히 좋아질 수 있습니다. 물론 드물게는 뇌졸중과 같은 심각한 질환의 신호일 수도 있습니다. 따라서 어지럼증의 원인을 이해하고, 위험한 상황을 구분하여 적절한 시기에 병원을 방문하는 것이 중요합니다.

어지럼증이란?

어지럼증은 한마디로 정의하기 어려운 증상입니다. 환자마다 표현하는 방식이 다르기 때문입니다. "세상이 빙글빙글 돈다", "붕 뜨는 느낌이다", "비틀거린다", "쓰러질 것 같다", "머리가 핑 돈다", "배를 탄 것 같다" 등 다양합니다.

의학적으로 어지럼증은 자신이나 주변 환경이 움직이지 않는데도 움직이는 것처럼 느끼거나 균형을 잃은 듯한 느낌을 통칭하는 말입니다. 다양한 느낌이 드는 이유는 어지럼증이 단일한 질환이 아니라 우리 몸의 균형을 담당하는 여러 시스템 중 어느 곳에 문제가 생겼는지에 따라 다르게 느껴지기 때문입니다.

예를 들어 귀 안쪽의 평형기관에 문제가 생기면 주로 회전하는 듯한 심한 어지럼증을 느낍니다. 반면 혈압이 갑자기 떨어지면 핑 도는 느낌이나 쓰러질 것 같은 느낌을 받습니다. 뇌의 평형 중추에 문제가 있으면 붕 뜨는 느낌이나 비틀거리는 증상이 주로 나타납니다.

그렇다면 우리 몸은 어떻게 균형을 유지하는 걸까요? 사람이 넘어지지 않고 똑바로 서서 걷는 것은 당연해 보이지만 사실 매우 복잡한 시스템이 작동한 결과입니다.

균형을 지키는 세 가지 기관

우리 몸의 균형 시스템은 세 가지 주요 기관이 협력하여 작동합니다. 마치 삼각 받침대처럼 세 개의 다리가 모두 튼튼해야 안정적인 균형을 유지할 수 있습니다. 그리고 세 가지 기관이 수집한 정보는 중추신경계, 즉 뇌로 모여서 통합됩니다.

첫 번째 기관은 **말초 전정신경계**입니다. 귀 안쪽 깊숙한 곳, 측두골이라는 단단한 뼈 속에는 놀라운 평형감각 기관이 숨어 있습니다. 이것이 바로 전정기관입니다.

귀는 소리를 모아 고막까지 전달해 주는 외이와 고막의 진동을 증폭하는 중이, 소리를 전기신호로 바꾸고 균형을 담당하는 내이로 이루어져 있습니다. 내이는 소리를 감지하는 달팽이관, 평형을 담당하는 세반고리관, 그리고 이석기관(난형낭, 구형낭)으로 구성되어 있습니다.

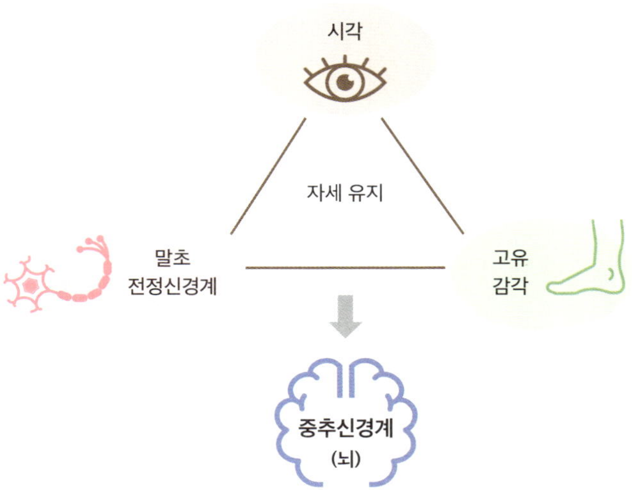

자세 유지의 3요소

세반고리관은 이름 그대로 세 개의 반원형 고리로 이루어져 있는데, 각각이 서로 수직으로 배치되어 있습니다. 마치 3차원 공간의 X, Y, Z 축처럼 말입니다.

세반고리관은 머리의 회전 운동을 감지합니다. 고개를 좌우로 돌릴 때, 위아래로 끄덕일 때, 옆으로 갸우뚱할 때, 각각의 세반고리관이 그 움직임을 정확하게 포착합니다. 세반고리관 내부는 림프액으로 채워져 있는데, 머리가 움직이면 이 액체가 관성으로 인해 반대 방향으로 흐릅니다. 이 흐름을 감지하는 털 세포가 전기신호를 만들어 뇌로 전달합니다.

이석기관은 난형낭과 구형낭으로 구성되어 있으며, 직선 운동(난형낭)과 중력(구형낭)을 감지합니다. 앞뒤로 움직이거나 위아래로 움직일 때, 또는 머리를 기울일 때 작동합니다. 이석기관의 표면에는 '이석'이라는 작은 탄산칼슘 결정이 붙어 있습니다. 이 돌멩이들은 중력과 가속도에 반응하여 움직이고, 그 아래의 털 세포를 자극합니다.

이 이석이 원래 있어야 할 곳에서 떨어져 나와 세반고리관 속으로 들어가면 어떻게 될까요? 머리를 움직일 때마다 이석이 세반고리관 안에서 굴러다니며 잘못된 신호를 보내게 됩니다.

두 번째 기관은 바로 우리의 눈입니다. **시각**은 주변 환경의 움직임을 감지하고, 우리 몸이 어디에 위치하는지 알려 줍니다. 또한 전정기관의 정보를 보완하고 확인하는 역할을 합니다. 예를 들어 버스를 타고 있을 때를 생각해 보세요. 버스가 출발하거나 멈출 때 창밖의 풍경이 움직이는 것을 보면서 우리는 이동하고 있다는 것을 인식합니다. 만약 창문이 없는 버스라면 움직임을 감지하기가 훨씬 어려울 것입니다.

그런데 때로는 시각 정보와 전정기관의 정보가 일치하지 않을 때가 있습니다. 이럴 때 우리는 어지럼증을 느낍니다. 대표적인 예가 멀미입니다. 차 안에서 책을 읽을 때 눈은 정지된 책을 보고 있지만 귀의 전정기관은 차가 흔들리는 것을 감지합니다. 이 불일치가 뇌를 혼란스럽게 만들어 멀미를 일으킵니다.

VR(가상현실) 게임을 할 때도 비슷한 일이 일어납니다. 눈은 자신이 빠르게 움직이고 있다고 뇌에 보고하지만, 전정기관은 실제로는 가만히 서 있다고 보고하는 것이죠. 이러한 감각의 불일치가 어지럼증과 메스꺼움을 유발할 수 있습니다.

세 번째는 **고유감각**입니다. 생소한 용어일 수 있지만 쉽게 말하면 자신의 몸이 어떤 위치에 있는지, 어떤 자세를 취하고 있는지를 느끼는 감각입니다.

고유감각은 근육, 관절, 피부에 분포한 수많은 감각 수용기에서 나옵니다. 발바닥이 땅을 딛는 느낌, 무릎 관절이 구부러진 각도, 팔의 위치 등을 실시간으로 감지합니다.

어두운 방에서도 우리는 자신의 손이 어디에 있는지 알 수 있습니다. 눈을 감고도 손가락으로 코를 정확히 짚을 수 있습니다. 이것이 모두 고유감각 덕분입니다.

나이가 들거나 당뇨병이 오래되면 말초신경이 손상되어 고유감각이 떨어질 수 있습니다. 특히 어두운 곳에서 균형을 잡기가 어려워집니다. 시각으로도 보완할 수 없기 때문입니다. 밤에 화장실을 가다가 넘어지는 경우가 이에 해당합니다.

발바닥의 감각도 매우 중요합니다. 두꺼운 슬리퍼를 신으면 얇은 실내화를 신을 때보다 바닥의 느낌이 잘 전달되지 않습니다. 고령자에게 밑창이 얇고 잘 맞는 신발을 권장하는 이유가 바로 이 때문입니다.

세 가지 평형감각 기관에서 쏟아져 들어오는 정보들을 뇌가 처리합니다. 특히 뇌간과 소뇌가 중요한 역할을 합니다.

뇌간은 뇌의 가장 아래쪽, 척수와 연결되는 부분에 위치합니다. 여기에 있는 전정신경핵이 귀에서 오는 전정 정보를 1차적으로 처리합니다. 소뇌는 뇌의 뒤쪽 아래에 위치한 주먹만 한 크기의 기관으로, 균형과 협응 운동을 담당합니다.

뇌는 전정기관, 시각, 고유감각에서 들어오는 정보를 실시간으로 비교하고 통합합니다. 세 가지 정보가 모두 일치하면 아무 문제 없지만 서로 다른 이야기를 하면 뇌는 혼란스러워집니다. 이때 우리는 어지럼증을 느끼게 됩니다.

예를 들어 이석증으로 귀에서 '머리가 빙글빙글 돈다'는 잘못된 신호를 보내는데 눈은 '가만히 있다'고 보고하면 뇌는 혼란에 빠집니다. 이 불일치를 해결하기 위해 뇌는 '혹시 독이라도 먹었나? 토해 내야겠다'고 판단하여 메스꺼움과 구토를 일으킵니다. 이것이 어지럼증에 구역질이 동반되는 이유입니다.

그렇다면 귀에서 생긴 문제와 뇌에서 생긴 문제는 어떻게 다를까요? 귀의 평형기관, 즉 말초 전정계에 문제가 생긴 경우를 '말초성 어지럼증'이라고 합니다. 반면 뇌간이나 소뇌 같은 중추신경계에 문제가 생긴 경우는 '중추성 어지럼증'이라고 합니다.

이 둘을 구분하는 것은 매우 중요합니다. 말초성 어지럼증은 대부분 생명을 위협하지 않으며 치료가 수월합니다. 하지만 중추성 어지럼증은 뇌졸중이나 뇌종양 같은 심각한 질환의 신호일 수 있습니다.

중추성 vs 말초성 어지럼증 구분하기

어지럼증으로 응급실을 찾는 환자 중 대부분은 말초성 어지럼증에 해당합니다. 귀의 문제로 생긴 것이죠. 이석증, 전정신경염, 메니에르병 등이 여기에 속합니다. 이런 질환들은 매우 불편하고 고통스럽지만 생명을 위협하지는 않습니다. 적절한 치료를 받으면 대부분 좋아집니다.

반면 중추성 어지럼증은 전체 어지럼증의 약 10~15% 정도로 비교적 드물지만 뇌졸중, 소뇌 출혈, 뇌종양 등 심각한 질환의 신호일 수 있습니다. 특히 골든타임이 중요한 뇌졸중은 증상 시작 후 3~4시간 내에 치료를 받아야 뇌 손상을 최소화할 수 있습니다.

따라서 어지럼증이 생겼을 때 이것이 단순히 귀의 문제인지, 아니면 뇌의 문제인지를 빨리 구분하는 것이 중요합니다. 물론 정확한 진단은 의사의 몫이지만 몇 가지 특징을 알아 두면 응급상황을 놓치지 않을 수 있습니다.

말초성 어지럼증의 특징

말초성 어지럼증의 가장 특징적인 증상은 강한 회전성 어지럼증입니다. 방이 빙글빙글 돈다거나 회전목마를 탄 느낌, 세탁기 안에 들어간 느낌이라고 흔히 표현합니다. 이러한 회전감은 매우 강렬해서 환자는 눈을 뜨고 있는 것마저 힘들고, 움직일 엄두를 내지 못합니다. 이런 증상이 나타나는 이유는 한쪽 귀의 전정기관이 갑자기 오작동하거나 기능을 잃으면서 양쪽 귀의 신호에 불균형이 생기기 때문입니다. 뇌는 이 불일치를 '머리가 빠르게 회전하고 있다'고 잘못 해석합니다.

말초성 어지럼증, 특히 이석증의 경우 머리 위치에 따라 증상이 유발되거나 악화됩니다. 침대에 누우려고 할 때, 아침에 일어날 때, 고개를 위로 올려 선반의 물건을 꺼낼 때, 침대에서 뒤척일 때 갑자기 어지럼증이 시작됩니다. 이것은 이석이 세반고리관 안에서 움직이면서 증상을 일으키기 때문입니다. 머리를 움직이지 않고 가만히 있으면 증상이 가라앉습니다. 이석증의 경우 어지럼증은 보통 1분 이내로 짧게 지속됩니다. 전정신경염의 경우에는 머리 위치와 관계없이 지속적인 어지럼증이 있지만, 머리를 움직이면 증상이 더 심해집니다. 따라서 환자들은 고개를 최대한 움직이지 않으려고 합니다.

메니에르병은 귀의 문제이기 때문에 청각 증상이 함께 나타나는 경우가 많습니다. 한쪽 귀가 먹먹하거나 귀울림(이명)이 들리고, 소리가 잘 안 들리는 난청이 동반될 수 있습니다. 이명은 윙 하는 기계음 같기도 하고, 삐 하는 고음이기도 하며, 쏴아 하는 물소리 같기도 합니다. 귀가 꽉 찬 느낌, 마치 비행기를 타고 이착륙할 때의 그 먹먹한 느낌을 호소하기도 합니다. 메니에르병 환자 중 한 분은 이렇게 말했습니다. "왼쪽 귀가 갑자기 먹먹해지면서 웅 하는 소리가 들렸어요. 그리고 곧바로 어지럼증이 시작됐죠. 마치 귀가 터질 것 같은 압박감이 있었어요."

말초성 어지럼증은 메스꺼움과 구토가 매우 심합니다. 앞서 언급한 것처럼 귀에서 오는 잘못된 신호 때문에 뇌가 구토 반응을 일으키기 때문입니다. 환자들은 구토를 반복하다 탈진하기도 합니다. 물도 마시기 어렵고 침조차 삼키기 힘들어합니다. 심한 경우 응급실에서 수액 치료와 진토제(구토를 멈추게 하는 약) 주사를 맞아야 합니다.

말초성 어지럼증의 지속 시간은 원인에 따라 다릅니다. 이석증의 경우 보통 수초에서 1분 정도 지속됩니다. 매우 짧지만 강렬합니다. 머리를 움직이면 다시 증상이 나타날 수도 있습니다. 전정신경염의 경우 어지럼증이 몇 시간에서 수일 동안 지속됩니다. 처음 1~2일이 가장 심하고 점차 좋아지는 경향이 있습니다. 완전히 회복되는 데는 몇 주가 걸릴 수 있습니다. 메니에르병의 경우 발작이 20분에서 수 시간 지속됩니다. 발작이 끝나면 어지럼증은 사라지지만 귀의 먹먹함이나 이명은 남아 있을 수 있습니다.

중추성 어지럼증의 특징

중추성 어지럼증은 말초성과 달리 빙글빙글 도는 강한 회전감보다는 붕 뜨는 느낌, 비틀거리는 느낌, 술 취한 것 같은 느낌으로 나타나는 경우가 많습니다. 대체로 "바닥이 흔들린다", "배를 타고 있는 것 같다", "구름 위를 걷는 것 같다"고 표현합니다. 이는 뇌의 평형중추가 제대로 작동하지 않아 전반적인 균형감각이 떨어지기 때문입니다. 환자들은 걸을 때 한쪽으로 쏠리거나 곧장 걷지 못하고 비틀거립니다.

중추성 어지럼증은 머리 위치와 관계없이 지속적으로 나타나는 경우가 많습니다. 가만히 누워 있어도 어지럽고 머리를 움직여도 어지럽습니다. 증상이 갑자기 시작되어 점점 심해지거나 며칠에 걸쳐 서서히 악화되기도 합니다. 이석증처럼 '고개를 돌릴 때만' 증상이 나타나는 것이 아니라 계속해서 불안정한 느낌이 지속됩니다. 시간이 지나도 좋아지지 않고, 오히려 다른 증상들이 추가로 나타나기 시작합니다.

중추성 어지럼증의 가장 중요한 특징은 다른 신경학적 증상이 함께 나타난다는 점입니다. 특정 증상은 알아차리기 쉽지만, 신경학적 진찰을 정확히 받아 보지 않으면 알기 힘든 미세한 이상도 있습니다.

대표적인 증상은 물체가 두 개로 보이는 복시 현상입니다. 뇌간이나 소뇌의 문제로 안구 운동을 조절하는 신경이 영향을 받았기 때문입니다. 이때 한쪽 눈을 가리면 복시가 사라집니다. 발음 장애와 삼킴곤란 증상이 나타나기도 하는데, 말이 어눌해지거나 소리 자체가 잘 나오지 않습니다. 혀가 꼬이는 것 같고 물을 마실 때 사레가 자주 들리거나 음식을 삼키기 어려워집니다. 이러한 증상은 뇌간의 연수 부분이 손상되었을 때 나타납니다.

팔다리 마비 또는 감각 이상이 생겨 한쪽 팔다리에 힘이 없거나 저리고 감각이 둔해지기도 합니다. 물건을 자주 떨어뜨리거나 다리에 힘이 풀려 주저앉습니다. 얼굴 한쪽이 마비되어 입이 한쪽으로 돌아가기도 합니다. 평생 처음 느껴 보는 극심한 두통이 갑자기 동반되기도 합니다. 보통 "머리를 망치로 맞은 것 같다"고 표현합니다. 이것은 뇌출혈의 신호일 수 있습니다. 의식의 변화가 생겨 멍해지거나 말을 잘 알아듣지 못하고 혼란스러워하며, 심한 경우 의식을 잃기도 합니다.

중추성 어지럼증은 뇌의 문제이기 때문에 예외적인 경우를 제외하고는 귀의 증상은 동반되지 않는 것이 일반적입니다. 이명이나 난청, 귀의 먹먹함은 대부분 없습니다. 이것이 말초성과 중추성을 구분하는 하나의 단서가 됩니다.

응급상황 인지와 병원 방문 가이드

어지럼증이 생겼을 때 뇌졸중이 의심된다면 즉시 응급실로 가야 합니다. 챕터 4에서 살펴본 것처럼 뇌졸중은 빠르게 치료할수록 예후가 좋습니다.

말초성 어지럼증과 중추성 어지럼증은 구분이 명확한 경우도 있지만, 현실적으로 일반인이 증상의 양상만으로 검사 없이 이를 구분하기는 어렵습니다. 따라서 앞서 살펴본 내용은 기본적인 구분으로 이해하고 다음과 같은 증상이 발생했을 때 상황에 따라 적절히 대처하는 것이 중요합니다.

즉시 응급실로 가야 할 때

다음과 같은 증상이 있다면 즉시 응급실로 가야 합니다.

극심한 두통: 평생 느껴 본 적 없는 심한 두통이 갑자기 시작되었다면 뇌출혈, 특히 뇌동맥류 파열의 신호일 수 있습니다. 머리를 망치로 얻어맞은 듯한, 머리가 터질 것 같은 느낌에 가깝습니다. 이런 두통은 즉각적인 응급처치가 필요합니다.

의식 저하 또는 혼동: 의식이 멍해지거나 말을 걸어도 반응이 느리다면, 자신이 어디에 있는지 모르거나 날짜나 사람을 알아보지 못한다면 심각한 상황입니다.

경련 발작: 몸이 뻣뻣해지거나 떨리는 경련이 있다면, 특히 이런 경련이 처음이라면 즉시 응급실로 가야 합니다.

가슴 통증이나 호흡곤란: 어지럼증과 함께 가슴이 조이거나 아프고, 숨 쉬기가 어렵다면 심장 문제일 수 있습니다. 심근경색이나 부정맥도 어지럼증을 일으킬 수 있습니다.

걸을 수 없을 정도의 심한 어지럼증: 일어서려고 하면 바로 쓰러질 것 같고 걸음을 전혀 뗄 수 없을 정도라면, 다른 신경학적 증상까지 동반된다면 응급상황입니다.

멈추지 않는 구토와 탈수: 계속해서 토하고 물도 마실 수 없어 탈수가 심해진다면 응급실에서 수액 치료를 받아야 합니다.

가까운 시일 내 병원 진료가 필요한 경우

모든 어지럼증이 응급상황인 것은 아닙니다. 하지만 다음과 같은 경우에는 늦어도 며칠 내에 병원 진료를 받아야 합니다.

일주일 이상 지속되는 어지럼증: 며칠 쉬면서 경과를 보았으나 일주일이 지나도 증상이 계속된다면 원인을 정확히 진단받아야 합니다.

일상생활 불가: 어지러워서 집안일을 할 수 없거나 외출이 무섭고, 계단을 내려가는 것조차 두렵다면 진료가 필요합니다.

반복적인 재발: 며칠 전 발생한 어지럼증이 괜찮아졌다가 다시 어지러운 증상이 반복된다면 검사를 받아 봐야 합니다.

청력 저하나 이명 동반: 어지럼증과 함께 귀가 잘 들리지 않거나 귀울림이 생겼다면 메니에르병이나 다른 귀 질환일 수 있으므로 이비인후과 진료를 받아야 합니다.

새로운 증상 추가: 처음에는 어지럽기만 했는데 두통이 생기거나 이명이 들리는 등 다른 증상이 추가된다면 병원을 방문합니다.

낙상 위험이 높은 경우: 혼자 사는 고령자 혹은 계단이 많은 집에 살거나 이미 한번 넘어진 적이 있다면 어지럼증이 가볍더라도 의사와 상담하는 것이 안전합니다.

어느 진료과를 가야 하나?

어지럼증으로 병원에 가려고 하는데 어느 과를 가야 할지 고민되시나요? 증상의 특징에 따라 적절한 진료과를 선택할 수 있습니다.

이비인후과: 강한 회전성 어지럼증(눈앞이 빙글빙글 도는 증상), 특정 자세나 머리 움직임에서 유발되는 어지럼증, 귀 증상 동반(이명, 난청, 귀 먹먹함)이 있을 때는 이비인후과에 내원하여 청력 검사, 안진 검사(눈의 떨림을 보는 검사), 체위 검사 등을 통해 전정기관의 문제를 진단합니다. 이석증의 경우 이비인후과에서 이석정복술로 바로 치료할 수 있습니다.

신경과: 중추성 어지럼증이 의심될 때(복시, 발음 장애, 팔다리 마비 등), 만성적이고 지속적인 어지럼증이나 두통이 심하게 동반되는 경우, 보행 장애나 균형 문제가 두드러진 경우에는 신경과에 내원하여 신경학적 검사와 필요시 뇌 MRI나 CT 등의 영상 검사를 시행합니다. 뇌졸중, 소뇌 질환, 편두통성 어지럼증 등을 진단하고 치료합니다.

어디가 문제인지 잘 모르겠거나 처음 겪는 어지럼증이라면 **내과나 가정의학과**를 먼저 방문해도 좋습니다. 의사가 기본적인 검사를 하고 필요하면 적절한 전문과로 의뢰해 줍니다. 혈압 문제가 의심될 때(갑자기 일어날 때 어지러움), 빈혈, 탈수, 전해질 불균형이 의심되거나 당뇨병 관리가 잘 안되는 경우, 여러 만성질환이 있는 경우에는 내과에서 더 도움을 받을 수 있습니다.

최근에는 많은 종합병원에서 '어지럼증 클리닉'을 운영합니다. 이비인후과, 신경과, 내과 전문의가 협진하여 어지럼증을 종합적으로 진단하고 치료합니다. 원인이 불명확하거나 여러 원인이 복합된 경우 어지럼증 클리닉을 방문하면 한 번에 여러 전문의의 진료를 받을 수 있어 편리합니다. 어지럼증은 한 가지 원인으로 생기는 경우도 있지만 여러 원인이 복합적으로 작용하는 경우도 많습니다. 예를 들어 이석증이 있으면서 동시에 혈압약 부작용으로 기립성 저혈압도 있을 수 있습니다.

따라서 한 진료과에서 해결되지 않으면 다른 과의 진료도 받아 보는 것이 중요합니다. 이비인후과에서는 이상 없다고 했지만 여전히 어지러운 경우 신경과나 내과 진료를 추가로 받아 보면 다른 원인을 발견할 수 있습니다.

병원 방문 전 준비사항

어지럼증은 막상 병원에 오면 증상이 없어지는 경우가 많습니다. 따라서 증상이 언제부터 시작되었는지, 어떤 상황에서 발생했는지, 어떤 느낌인지, 지속 시간은 얼마나 되었는지, 악화 요인은 무엇이었는지, 빈도는 어떻게 되었는지, 동반 증상은 어떤 것이 있었는지에 대한 정보가 감별진단에 도움이 됩니다.

복용 중인 약물 정보를 위해 현재 먹고 있는 모든 약의 이름을 적어 가거나 약봉지를 통째로 가져갑니다. 혈압약, 당뇨약, 수면제, 진통제, 건강기능식품까지 모두 포함합니다. 어떤 약들은 부작용으로 어지럼증을 일으킬 수 있기 때문에 의사가 이를 확인하는 것이 중요합니다. 특히 최근에 새로 시작한 약이 있다면 꼭 알려야 합니다. 약을 시작한 시점과 어지럼증이 시작된 시점이 비슷하다면 약이 원인일 가능성이 있습니다.

고령자의 경우 혼자 병원에 가는 것은 위험할 수 있습니다. 어지러워서 넘어질 수 있고, 의사의 설명을 제대로 이해하지 못할 수도 있습니다. 가능하면 가족이나 지인과 함께 갈 것을 권합니다.

보호자는 환자가 놓칠 수 있는 증상을 관찰해서 의사에게 알려 줄 수 있습니다. "평소와 다르게 말이 어눌했어요", "걸음걸이가 이상했어요", "얼굴이 한쪽으로 약간 돌아간 것 같았어요" 같은 정보가 진단에 큰 도움이 됩니다.

일상에서의 주의사항과 응급대처

어지럼증을 느끼는 순간, 넘어지지 않는 것이 가장 중요합니다. 즉시 바닥이나 의자에 앉거나 침대에 누우세요. 무리하게 버티다가 쓰러지면 머리를 다칠 수 있습니다. 만약 밖에 있다면 벽이나 난간을 잡고 천천히 앉습니다. 다른 사람에게 도움을 요청하는 일도 주저하지 말아야 합니다.

어지럼증이 있는 동안에는 집 안 환경을 안전하게 만드는 것이 중요합니다. 미끄러지기 쉬운 욕실이나 침실, 복도, 계단에 미끄럼 방지 매트를 깔고 손잡이, 조명등을 사용하여 낙상을 예방합니다.

기립성 저혈압이 있는 경우 갑자기 일어나면 혈압이 급격히 떨어져 어지럽거나 실신할 수 있습니다. 침대나 의자에서 일어날 때 스스로 어지럽지 않은 것을 확인한 후 천천히 일어서고, 일어선 후에도 몇 초간 기다렸다가 걷기 시작합니다. 아침에 일어날 때 특히 조심해야 합니다. 밤새 누워 있다가 갑자기 일어나면 혈압 조절이 제대로 안될 수 있습니다.

어지럼증이 있는 동안에는 절대 운전하지 않습니다. 운전 중 갑자기 어지럽다면 큰 사고로 이어질 수 있습니다. 자신뿐만 아니라 다른 사람의 생명도 위험에 빠뜨릴 수 있습니다. 어지럼증이 완전히 나아진 후에도 재발 가능성이 있다면 운전을 조심해야 합니다. 의사와 상담하여 언제부터 운전하는 것이 안전한지 확인하세요.

운전 외에도 사다리를 타거나 높은 곳에서 작업하거나 무거운 기계를 다루는 일은 어지럼증이 완전히 회복될 때까지 피해야 합니다.

탈수는 어지럼증을 악화시킬 수 있습니다. 하루 6~8잔의 물을 마시는 것이 좋으며, 특히 더운 날씨나 운동 후에는 더 많이 마셔야 합니다. 단, 메니에르병이 있는 경우에는 과도한 염분 섭취를 피하고 수분도 적당히 조절해야 하므로 의사의 지시를 따릅니다. 알코올은 평형감각을 떨어뜨리고 어지럼증을 악화시킬 수 있으므로 어지럼증이 있는 동안에는 술을 피하는 것이 좋습니다. 카페인도 일부 사람들에게는 어지럼증을 유발하거나 악화시킬 수 있습니다. 특히 메니에르병이 있다면 카페인 섭취를 줄이는 것이 도움이 될 수 있습니다.

스트레스와 불안도 어지럼증의 악화 요인입니다. 깊은 호흡, 명상, 가벼운 산책 등으로 마음의 안정을 유지합니다. 어지럼증에 대한 불안이 오히려 어지럼증을 유발할 수 있습니다. 이미 경험한 일을 연상하며 불안을 느끼는 증상을 '예기불안'이라고 하는데, 이러한 심리적 요인도 무시할 수 없습니다.

Chapter 11

3줄 요약

1 우리 몸의 균형은 전정기관, 시각, 고유감각이라는 세 가지 축과 뇌의 통합으로 유지되며, 이 기관들의 정보가 서로 일치하지 않고 어긋나면 어지럼증이 생깁니다.

2 어지럼증은 대부분 말초성 어지럼증, 즉 귀의 문제가 많지만 중추성 어지럼증(뇌졸중 등)이 의심될 경우 응급처치가 필요하므로 증상을 빠르게 구분하는 것이 중요합니다.

3 갑작스러운 어지럼증과 함께 말이 어눌해지거나 복시, 팔다리 편측 마비, 극심한 두통 등의 증상이 동반되면 즉시 119에 신고하고 응급실에 가야 합니다.

체크 포인트

+ 회전성 어지럼증 + 자세 변화 시 악화 → 이석증 가능성 높음
+ 지속적 어지럼증 + 복시/발음 장애/편측 마비/두통 → 뇌졸중 의심
+ 어지럼증 발생 시 낙상 예방이 최우선 → 바로 앉거나 눕기, 천천히 일어나기, 운전/사다리 작업 금지

Chapter 12

재가 의료기기 사용 고령자의 응급상황

: 이 의료장치를 어떻게 관리하나요

가정용 인공호흡기 관련 응급상황

최근에는 병원이 아닌 가정에서 의료기기를 사용하며 생활하는 고령 환자가 급격히 증가하고 있습니다. 과거에는 중환자실이나 장기요양병원에서 관리를 받아야 했던 환자들이 이제는 가정용 인공호흡기, 유치도뇨관, 위루관 등의 의료기기를 통해 집에서 치료를 받으며 일상생활을 영위하고 있습니다.

이러한 변화는 여러 요인에 기인한 것입니다. 첫째, 의료기술의 발전으로 가정에서도 안전하게 사용할 수 있는 소형화되고 사용자 친화적인 의료기기들이 개발되었습니다. 둘째, 장기 입원에 따른 의료비 부담과 병원 감염의 위험을 줄이고자 하는 환자와 가족의 요구가 증가

했습니다. 셋째, 익숙한 가정 환경에서의 치료가 환자의 삶의 질 향상과 심리적 안정에 긍정적인 영향을 미친다는 인식이 확산되었습니다.

그러나 이러한 재가 의료는 새로운 어려움을 동반합니다. 전문 의료진이 24시간 상주하지 않는 가정 환경에서 예기치 못한 응급상황이 발생했을 때, 이를 조기에 인지하고 적절히 대처하는 것이 환자의 생명과 직결될 수 있습니다. 특히 고령 환자의 경우 기저질환이 많고 생리적 예비력이 감소되어 있는 만큼 작은 문제도 빠르게 심각한 상황으로 악화될 수 있습니다.

이번 챕터에서는 가정에서 인공호흡기, 유치도뇨관, 위루관, 비위관 등의 의료기기를 사용하는 고령 환자에게 발생할 수 있는 다양한 응급상황에 대해 다룹니다. 각 의료기기별로 발생 가능한 문제점과 합병증을 구체적으로 설명하고, 이를 조기에 인지할 수 있는 증상과 징후, 그리고 응급상황 시 취해야 할 초기 대응 방법을 제시합니다.

기계 관련 문제

가정용 인공호흡기Home Ventilator는 환자의 생명 유지에 직접적으로 관여하는 의료기기이므로 기계의 오작동이나 전원 차단은 즉각적인 위험을 초래할 수 있습니다. 대부분은 정전에 대비한 내장 배터리를 갖추고 있으나 배터리 수명이 제한적이므로 정전이 장시간 지속되거나 배터리가 충분히 충전되어 있지 않은 경우 문제가 발생할 수 있습니다. 기계 오작동의 징후로는 비정상적인 소음, 환기량의 변화, 지속적인 알람 발생 등이 있습니다. 이러한 상황이 발생하면 먼저 환자의 의식 상태, 호흡 양상, 산소포화도를 즉시 확인해야 합니다. 환자가 안정적이라면 기계의 전원 연결 상태, 회로 연결 상태, 설정값을 확인합니다. 그러나 환자의 상태가 불안정하거나 산소포화도가 급격히 저하되는 경우 인공호흡기를 즉시 분리하고 앰부백Ambu bag을 이용한 수동 환기를 시작해야 합니다.

재가 인공호흡기를 사용하는 가정에는 반드시 앰부백과 산소통이 비치되어 있어야 하며, 보호자는 앰부백 사용법에 대한 충분한 교육과 훈련을 받아야 합니다. 앰부백을 사용할 때는 환자의 가슴이 적절히 상승하는 것을 확인하면서 분당 12~20회 정도의 속도로 환기를 제공합니다. 동시에 119에 연락하여 응급 의료 서비스를 요청해야 합니다.

인공호흡기 회로의 연결 해제나 누수는 비교적 흔하게 발생하는 문제입니다. 환자의 움직임, 부적절한 회로 고정, 회로의 노화 등이 원인이 될 수 있습니다. 회로 문제가 발생하면 인공호흡기의 저압 알람이 작동하며, 환자는 호흡곤란을 느끼거나 산소포화도가 저하될 수 있습니다.

회로 연결 해제가 의심되면 기관절개관 연결부에서 인공호흡기까지의 모든 연결 부위를 체계적으로 점검합니다. 특히 Y-피스, 가습기 연결부, 호기 밸브 연결부 등 연결 지점이 많은 부위를 주의 깊게 확인합니다. 연결이 헐거워진 부위를 발견하면 단단히 재연결하고, 회로에 물이 고여 있다면 제거합니다. 회로 누수는 눈에 잘 보이지 않는 경우가 많습니다. 회로 전체를 살피며 공기가 새는 소리를 듣거나 손으로 느낄 수 있습니다. 누수 부위를 발견하면 해당 부분의 회로를 교체해야 합니다. 예비 회로를 항상 준비해 두어야 하며, 회로 교체 방법에 대해 보호자가 충분히 숙지하고 있어야 합니다.

현대의 가정용 인공호흡기는 다양한 안전 알람 기능을 갖추고 있습니다. 고압 알람, 저압 알람, 무호흡 알람, 저산소 알람 등이 대표적입니다. 각 알람은 특정한 문제를 나타내므로 보호자는 각 알람의 의미를 정확히 이해하고 있어야 합니다.

고압 알람은 기도 내 압력이 설정값보다 높을 때 발생하며 기관절개관 막힘, 기관지 경련, 환자가 인공호흡기와 맞서 싸우는 경우 등에서 나타납니다. 저압 알람은 회로 연결 해제, 기관절개관 커프 누수, 회로 누수 등에서 발생합니다. 무호흡 알람은 설정된 시간 동안 환자의 호흡이 감지되지 않을 때 작동합니다.

알람이 발생하면 먼저 침착하게 환자의 전반적인 상태를 평가합니다. 의식 수준, 피부색, 호흡 노력(숨 쉬는 데 드는 힘과 노력의 정도), 산소포화도를 확인합니다. 환자가 안정적이면 알람의 원인을 찾아 해결하고, 환자의 상태가 불안정하면 즉시 앰부백으로 전환하여 수동 환기를 시작하고 응급 의료 서비스에 연락합니다.

기도 관련 문제

기관절개관의 막힘은 생명을 위협하는 응급상황입니다. 분비물이 굳어서 관 내부를 막거나, 딱지가 형성되거나, 기관 점막이 부어서 관을 막을 수 있습니다. 기관절개관 막힘의 증상으로는 갑작스러운 호흡곤란, 급격한 산소포화도 저하, 환자의 불안감, 비정상적으로 빠른 호흡 또는 호흡 노력 증가, 청색증 등이 나타납니다. 인공호흡기 사용 중이라면 고압 알람이 지속적으로 발생합니다.

기관절개관 막힘이 의심되면 즉시 흡인을 시도합니다. 흡인 카테터를 기관절개관 끝까지 부드럽게 삽입하고 음압을 가하면서 회전시키며 천천히 빼냅니다. 흡인으로 해결되지 않으면 내관이 있는 경우 내관을 신속히 제거하고 세척합니다. 내관 제거 후에도 호흡곤란이 지속되면 기관절개관 전체를 교체해야 할 수 있습니다.

기관절개관 탈관은 환자의 움직임, 부적절한 고정, 목 주변 조직의 변화 등으로 발생할 수 있습니다. 완전 탈관의 경우 즉각적인 재삽입이 필요하며, 부분 탈관의 경우에도 관이 잘못된 위치에 있어 환기가 제대로 되지 않을 수 있습니다.

기관절개관 탈관이 발생하면 119에 즉시 연락하고, 가능하다면 같은 크기 또는 한 단계 작은 크기의 기관절개관을 재삽입합니다. 재삽입이 어려운 경우 기관절개 구멍을 개방 상태로 유지하면서 앰부백으로 마스크 환기를 시도할 수 있습니다.

재가 인공호흡기를 사용하는 가정은 예비 기관절개관을 반드시 비치해야 하며, 보호자는 응급상황에서 기관절개관을 교체할 수 있도록 훈련받아야 합니다.

기관절개 환자는 정상적인 기도 청결 기전이 손상되어 분비물이 축적되기 쉽습니다. 분비물 과다는 호흡 소리의 변화, 산소포화도 감소, 호흡 노력 증가 등으로 나타납니다. 정기적인 기관 내 흡인은 합병증을 예방하는 가장 중요한 방법입니다.

흡인은 세균이 들어가지 않도록 소독에 신경 써서 시행해야 하며(무균적 술기), 흡인 시간은 한 번에 10~15초를 넘지 않도록 합니다. 흡인 전에는 환자에게 미리 알리고, 필요시 100% 산소를 투여합니다. 흡인 카테터는 기관절개관 길이의 1.5배를 넘지 않도록 삽입하며, 흡인압은 80-120mmHg 정도가 적절합니다. 분비물의 성상 변화는 감염이나 다른 합병증을 시사할 수 있습니다. 분비물이 황색이나 녹색으로 변하거나, 악취가 나거나, 양이 급격히 증가하면 기관지염이나 폐렴을 의심해야 합니다. 혈성 분비물이 나오면 기도 점막 손상이나 출혈을 고려해야 합니다.

기관절개 부위나 기관 내 출혈은 심각한 합병증입니다. 소량의 혈흔이 섞인 분비물은 흡인 시 점막 손상으로 비교적 흔하게 나타날 수 있지만, 지속적이거나 대량의 출혈은 즉각적인 의료적 처치가 필요합니다. 출혈의 원인으로는 과도한 흡인으로 인한 점막 손상, 감염으로 인한 육아조직 형성, 기관절개관과 혈관의 마찰, 드물게는 기관무명동맥루 등이 있습니다. 특히 기관무명동맥루는 생명을 위협하는 응급상황으로, 기관절개 후 3일에서 6주 사이에 주로 발생하며 대량의 밝은 적색 출혈이 특징입니다. 소량의 출혈이 있다면 흡인을 부드럽게 시행하여 혈액을 제거하고, 산소포화도와 활력징후를 면밀히 모니터링합니다. 출혈이 지속되거나 양이 많다면 즉시 119에 연락하고 병원으로 이송합니다. 대량 출혈이 발생하면 기관절개관의 커프를 과팽창시켜 출혈 부위를 압박하고, 환자를 앉은 자세로 유지하여 기도로의 혈액 유입을 최소화합니다.

호흡 관련 응급상황

산소포화도 저하는 다양한 원인으로 발생할 수 있으며, 신속한 원인 파악과 대응이 필요합니다. 맥박산소측정기를 통해 지속적으로 산소포화도를 모니터링하는 것이 중요하며, 일반적으로 산소포화도가 90% 이하로 떨어지면 즉각적인 조치가 필요합니다.

산소포화도 저하의 원인을 체계적으로 평가하기 위해 'DOPE' 접근법을 사용할 수 있습니다. D는 Displacement(기관절개관 위치 이상), O는 Obstruction(기도 폐쇄), P는 Pneumothorax(기흉), E는 Equipment failure(장비 고장)를 의미합니다. 각 원인을 순차적으로 확인하고 해결합니다.

먼저 기관절개관이 적절한 위치에 있는지 확인하고, 흡인을 통해 분비물로 인한 폐쇄가 없는지 점검합니다. 인공호흡기와 회로의 작동 상태를 점검하고, 필요시 산소 농도를 일시적으로 높입니다. 폐 청진을 통해 양측 호흡음이 대칭적인지 확인하며, 일측 호흡음 감소는 기흉이나 무기폐를 시사할 수 있습니다. 산소포화도 저하가 지속되고 원인을 찾을 수 없다면 인공호흡기를 분리하고 앰부백을 이용한 수동 환기로 전환합니다. 이를 통해 환자 상태가 개선되면 인공호흡기 문제를 의심할 수 있고, 개선되지 않으면 환자 자체의 문제를 고려해야 합니다.

인공호흡기를 사용하는 환자도 호흡곤란을 느낄 수 있습니다. 환자가 불안해하거나 인공호흡기와 맞서 싸우는 양상 또는 보조근을 사용하는 호흡 패턴을 보이면 호흡곤란을 의심해야 합니다. 의사소통이 가능한 환자라면 직접 불편감을 표현할 수 있으나 의식이 저하되어 있거나 의사소통이 어려운 환자의 경우 비언어적 신호에 주의를 기울여야 합니다.

호흡곤란의 원인은 다양합니다. 인공호흡기 설정이 환자의 요구에 맞지 않거나, 폐렴이나 무기폐와 같은 폐 병변이 악화되거나, 심부전으로 인한 폐부종이 발생하거나, 기흉이나 흉수가 발생한 것일 수 있습니다. 또한 불안이나 통증, 발열 등도 호흡곤란을 악화시킬 수 있습니다.

호흡곤란이 발생하면 먼저 환자를 안심시키고 상체를 높인 자세를 취하게 합니다. 산소포화도, 호흡수, 심박수, 혈압을 측정한 뒤 인공호흡기 설정을 확인합니다. 필요시 일시적으로 호흡 보조를 강화할 수 있습니다. 흉부 청진을 통해 새로운 천명음이나 수포음, 호흡음 감소 등을 확인합니다.

급성 호흡곤란이 발생하고 원인이 명확하지 않으면 즉시 의료기관에 연락하거나 응급실로 이송해야 합니다. 특히 기흉이 의심되는 경우는 신속한 처치가 필요한 응급상황입니다. 인공호흡기 의존 환자에게 무호흡이나 저환기가 발생하면 즉각적인 위험이 초래됩니다. 무호흡 알람이 발생하거나, 환자의 가슴 움직임이 감소하거나, 산소포화도가 급격히 떨어지면 무호흡 또는 저환기를 의심해야 합니다.

원인으로는 인공호흡기의 기계적 문제, 전원 차단, 환자의 진정 상태 변화, 신경근육 질환의 악화 등이 있습니다. 먼저 인공호흡기의 작동 상태를 신속히 확인하고, 문제가 있으면 즉시 앰부백으로 전환하여 수동 환기를 시작합니다.

환자가 과진정 상태인지 평가하고, 최근 투여한 약물이 있는지 확인합니다. 진통제나 수면제의 과량 투여는 호흡 억제를 일으킬 수 있습니다. 또한 전해질 이상, 특히 저칼륨혈증이나 저마그네슘혈증도 근육 약화를 일으켜 호흡 노력을 감소시킬 수 있습니다. 무호흡이나 심한 저환기가 지속되면 즉시 119에 연락하고, 앰부백을 이용한 환기를 유지하면서 병원으로 이송합니다. 이송 중에도 지속적으로 산소포화도를 모니터링하고 적절한 환기를 제공해야 합니다.

유치도뇨관 관련 응급상황

거동이 불편하거나 배뇨 장애가 있는 고령자 중 유치도뇨관을 거치한 상태로 자택이나 요양원 등에서 생활하는 경우가 늘어나고 있습니다. 유치도뇨관은 요도를 통해 방광에 삽입되며, 생리식염수를 주입한 작은 풍선이 있어서 빠지지 않고 고정됩니다. 유치도뇨관 끝부분은 소변을 일정량 저장할 수 있는 배액관과 백에 연결되어 있습니다. 한번 거치하면 장기간 유지하는 경우가 많은 만큼 다양한 문제 상황과 합병증이 발생할 수 있으므로 올바른 관리와 적절한 대처가 필요합니다.

도뇨관 문제

유치도뇨관Foley Catheter의 막힘은 재가 환자에게 비교적 흔하게 발생하는 문제입니다. 막힘의 주요 원인으로는 침전물 형성, 혈괴, 점액성 분비물, 도뇨관의 꺾임 등이 있습니다. 특히 장기간 도뇨관을 유치한 환자는 요도 내 세균 증식으로 인한 생물막 형성이 도뇨관 내강을 좁히거나 막을 수 있습니다. 도뇨관 막힘의 징후로는 소변 배출의 급격한 감소 또는 중단, 하복부 팽만 및 불편감, 도뇨관 주위의 소변 누출, 환자의 불안 및 통증 호소 등이 있습니다. 고령 환자의 경우 의식 저하나 섬망으로 나타날 수도 있으며, 방광 과팽창이 심한 경우 오심, 구토, 발한 등의 자율신경계 증상이 동반될 수 있습니다.

도뇨관 막힘이 의심되면 먼저 도뇨관과 배액관의 전체 경로를 확인하여 꺾임이나 압박이 없는지 점검합니다. 배액주머니가 방광보다 낮은 위치에 있는지 확인하고, 도뇨관을 부드럽게 주물러 내부의 침전물이나 혈괴를 이동시킬 수 있습니다. 이러한 조치로도 해결되지 않으면 방광 세척을 고려할 수 있으나, 이는 의료 전문가의 판단하에 시행되어야 합니다.

인지 기능이 저하된 고령 환자나 섬망 상태의 환자에게 도뇨관 자가 제거가 빈번하게 발생합니다. 도뇨관의 이물감이나 불편함으로 인해 환자가 무의식적으로 또는 의도적으로 도뇨관을 잡아당겨 제거할 수 있습니다. 특히 밤 시간대나 보호자의 감시가 소홀한 시간에 자주 발생합니다. 도뇨관이 풍선을 수축시키지 않고 강제로 제거되면 요도 손상이 발생할 수 있습니다. 요도 점막 열상, 출혈, 부종 등이 나타날 수 있으며, 심한 경우 요도 천공이나 요도 협착이 발생하기도 합니다. 자가 제거 후에는 즉시 출혈 여부를 확인하고, 요도 입구와 주변 조직의 손상을 평가해야 합니다. 출혈이 있다면 깨끗한 거즈로 부드럽게 압박하고, 출혈량과 지속 시간을 관찰합니다. 소량의 출혈은 대부분 자연적으로 멈추지만 지속적이거나 대량의 출혈이 있다면 즉시 응급실을 방문해야 합니다. 자가 제거 후 즉시 새로운 도뇨관을 재삽입하는 것은 권장되지 않습니다. 요도 부종과 손상으로 인해 재삽입이 어려울 수 있고, 추가 손상을 유발할 수 있기 때문입니다.

도뇨관 자가 제거 후에는 환자의 자가 배뇨 능력을 평가합니다. 일부 환자는 도뇨관 없이도 배뇨가 가능할 수 있으나 신경인성 방광이나 전립선 비대 등으로 도뇨관이 필수적인 경우에는 적절한 시점에 재삽입이 필요합니다. 재삽입은 요도 부종이 어느 정도 가라앉은 후, 일반적으로 자가 제거 후 수 시간에서 24시간 이내에 의료기관에서 시행하는 것이 안전합니다. 자가 제거를 예방하기 위해서는 도뇨관을 적절히 고정하여 환자의 불편감을 최소화하고 필요시 억제대 사용을 고려할 수 있습니다. 그러나 억제대는 환자의 존엄성과 안전을 고려하여 최소한으로 사용해야 하며, 정기적으로 억제대를 풀고 피부 상태를 확인해야 합니다.

도뇨관 주변 출혈은 다양한 원인으로 발생할 수 있습니다. 요도 점막의 자극이나 미란, 요로감염으로 인한 염증성 출혈, 방광 결석이나 종양, 외상 등이 원인이 될 수 있습니다. 또한 항응고제나 항혈소판제를 복용하는 환자는 경미한 자극에도 출혈이 쉽게 발생할 수 있습니다. 도뇨관 주변 출혈이 발견되면 먼저 출혈의 양과 색깔을 평가합니다. 밝은 적색의 신선한 출혈인지 어두운색의 오래된 출혈인지 구분합니다. 소변의 색깔도 함께 확인하여 혈뇨가 동반되어 있는지 평가합니다. 출혈이 경미하고 일시적이라면 경과를 관찰할 수 있으나 지속적이거나 양이 많다면 의료기관에 연락해야 합니다.

출혈 부위는 깨끗이 세척하고 항생제 연고를 바를 수 있습니다. 도뇨관의 위치와 고정 상태를 확인하여 요도에 과드한 압력이나 마찰이

가해지지 않도록 조정합니다. 도뇨관 풍선의 용량이 적절한지 확인하고, 과팽창되어 있다면 권장량으로 조정합니다. 혈뇨가 동반된 출혈의 경우 방광 내 병변이나 요로감염을 의심해야 합니다. 특히 혈괴가 형성되어 도뇨관을 막을 수 있으므로 주의 깊게 관찰해야 합니다. 대량의 혈뇨나 혈괴로 인한 도뇨관 막힘이 발생하면 응급상황이므로 즉시 병원으로 이송해야 합니다.

요로 관련 합병증

유치도뇨관을 사용하는 환자에게 **요로감염**은 흔한 합병증입니다. 도뇨관을 장기간 유치할수록 요로감염의 위험은 증가하며, 도뇨관 삽입 후 30일 이내에 환자 대부분이 세균뇨를 보입니다. 그러나 모든 세균뇨를 치료해야 하는 것은 아니며, 다음과 같은 증상이 동반된 경우 치료가 필요합니다.

요로감염의 증상으로는 발열, 오한, 하복부 불편감이나 통증, 소변의 혼탁함과 악취, 빈뇨감, 배뇨통(도뇨관이 있어도 느낄 수 있음) 등이 있습니다. 고령 환자의 경우 전형적인 증상 없이 의식 변화, 섬망, 기력 저하, 식욕 부진 등의 비전형적 증상으로 나타날 수 있기에 주의가 필요합니다. 요로감염이 의심되면 발열과 활력징후를 확인하고 소변의 색깔, 냄새, 혼탁도를 관찰합니다. 하복부를 촉진하여 방광 팽만이나 압통이 있는지 확인하고, 측복부를 두드려 신우신염을 시사하는 늑골척추각 압통이 있는지 평가합니다. 요로감염 증상이 보인다면 소변검사와 소변 배양 검사를 위해 의료기관을 방문해야 합니다.

요로감염의 예방을 위해서는 도뇨관과 배액 시스템의 무균적 관리가 중요합니다. 도뇨관 삽입 부위를 매일 비누와 물로 세척하고, 배액주머니가 항상 방광보다 낮은 위치에 있도록 유지하며, 배액주머니가 바닥에 닿지 않도록 합니다. 배액주머니는 정기적으로 비우되, 비울 때 배액구가 오염되지 않도록 주의합니다. 충분한 수분 섭취도 요로감염 예방에 도움이 됩니다.

혈뇨는 소변에 혈액이 섞여 나오는 상태로, 육안으로 확인되는 육안적 혈뇨와 현미경으로만 확인 가능한 미세 혈뇨로 구분됩니다.

유치도뇨관 환자에게 혈뇨가 발생하면 원인을 파악하는 것이 중요합니다. 혈뇨의 원인은 다양합니다. 도뇨관에 의한 요도나 방광 점막의 기계적 손상, 요로감염, 방광 결석, 방광 종양, 외상, 출혈성 방광염 등이 있을 수 있습니다. 또한 전신적인 출혈 경향이나 항응고제 사용도 혈뇨를 유발할 수 있습니다.

혈뇨가 발견되면 먼저 혈뇨의 정도를 평가합니다. 소변이 약간 분홍빛을 띠는 경미한 혈뇨인지, 진한 적색이나 갈색을 띠는 중등도 혈뇨인지, 혈괴가 보이는 심한 혈뇨인지 구분합니다. 혈뇨의 시작 시점, 동반 증상, 최근 외상이나 시술 여부, 복용 중인 약물 등의 정보도 파악합니다. 경미한 혈뇨로 다른 증상이 없다면 수분 섭취를 늘리고 경과를 관찰할 수 있습니다. 그러나 중등도 이상의 혈뇨, 혈괴를 동반한 혈뇨, 발열이나 통증을 동반한 혈뇨, 지속되는 혈뇨는 의료기관의 판단이 필요합니다. 특히 혈괴로 인해 도뇨관이 막힐 위험이 있으므로 심한 혈뇨의 경우 도뇨관 개통성을 자주 확인해야 합니다.

갑작스럽게 발생한 대량의 혈뇨는 응급상황일 수 있습니다. 활력징후를 확인하고 빈맥이나 저혈압이 동반되는지 평가합니다. 환자가 어지럼증이나 쇠약감을 호소하면 실혈로 인한 증상일 수 있으므로 즉시 응급실로 이송해야 합니다.

위루관 관련 응급상황

구강을 통한 일반적인 식사가 어려운 경우 위루관을 삽입하여 영양공급을 합니다. 배의 피부를 절개해 위나 소장에 직접 위루관을 삽입하며, 생리식염수를 주입한 작은 풍선을 통해 고정됩니다. 보통 위장관의 기능은 정상이지만 입으로 먹고 삼키는 데 문제가 있는 경우, 즉 연하 곤란이 있거나 음식 섭취 시 흡인 가능성이 있는 환자에게 필요한 시술입니다.

위루관 시술은 내시경을 통해 이루어지며, 위루관이 빠지면 다시 내시경으로 넣어야 하는 어려움이 있습니다. 가장 빈번하게 발생하는 탈관과 막힘 상황에서의 대처 방법을 살펴보겠습니다.

위루관 문제

위루관Gastrostomy Tube 탈관은 가정에서 발생할 수 있는 심각한 응급 상황 중 하나입니다. 환자의 움직임, 부적절한 고정, 풍선의 파열이나 공기 누출, 인지 기능 저하 환자의 자가 제거 등이 원인이 될 수 있습니다. 위루관이 완전히 빠지면 위루공(피부에서 위까지 뚫어 놓은 길)이 빠르게 닫히기 시작하므로 신속한 대응이 필요합니다.

위루관이 빠지면 즉시 탈관 시점을 확인합니다. 위루공은 일반적으로 6~8시간 이내에 상당히 수축하기 시작하며, 24시간 이내에 완전히 닫힐 수 있습니다. 특히 위루 설치 후 6개월 이내의 신선한 위루공은 더 빠르게 닫힙니다. 따라서 탈관 후 가능한 한 빨리 대처해야 합니다. 탈관이 확인되면 위루공 주변을 깨끗한 거즈로 덮어 청결을 유지하고 즉시 의료기관에 연락합니다. 위루공이 닫히는 것을 방지하기 위해 임시로 같은 크기의 위루관이나 유사한 크기의 도뇨관을 삽입할 수 있습니다. 그러나 이는 적절한 교육을 받은 보호자만 시도해야 하며, 과도한 힘을 사용하지 않도록 주의해야 합니다.

재삽입 시에는 위루관을 부드럽게 위루공에 삽입하고, 풍선이 있는 경우 적절한 양의 물을 주입하여 풍선을 팽창시킵니다. 삽입 후에는 위치를 확인하기 위해 소량의 물을 주입하고 역류되는지 확인하거나 청진기로 위 내에 공기를 주입하는 소리를 듣는 방법을 사용할 수 있습니다. 그러나 최종적인 위치 확인은 의료기관에서 방사선 검사를 통해 이루어져야 합니다.

위루관 탈관을 예방하기 위해서는 외부 고정판을 적절히 조정하여 관이 안쪽으로 너무 들어가거나 바깥쪽으로 빠지지 않도록 합니다. 일반적으로 외부 고정판과 피부 사이에 동전 두 개 정도의 공간을 유지하는 것이 적절합니다. 풍선형 위루관의 경우 정기적으로 풍선의 용량을 확인하고 필요시 물을 보충합니다.

위루관 막힘은 영양 공급을 방해하고 약물 투여를 불가능하게 만듭니다. 주요 원인으로는 영양액의 침전물 축적, 약물 잔여물, 부적절한 세척, 영양액과 약물의 혼합 등이 있습니다. 특히 섬유질이 많은 영양액이나 점도가 높은 영양액을 사용할 때 막힘이 더 쉽게 발생합니다. 위루관 막힘이 의심되면 먼저 주사기를 이용하여 부드럽게 물을 주입해 봅니다. 이때 과도한 압력을 가하지 않도록 주의해야 하며, 60mL 이상의 큰 주사기를 사용하는 것이 안전합니다. 작은 주사기는 높은 압력이 발생해 위루관을 손상시킬 수 있습니다. 물 주입으로 해결되지 않으면 따뜻한 물을 위루관에 채우고 30분에서 1시간 정도 그대로 둔 후 다시 시도할 수 있습니다. 또는 탄산음료(콜라 등)를 사용하여 침전물을 녹이는 방법도 효과적일 수 있습니다. 탄산음료의 산성과 탄산 기포가 막힌 물질을 분해하는 데 도움이 됩니다.

위루관 막힘을 예방하기 위해서는 영양 공급 전후와 약물 투여 전후에 반드시 30mL 이상의 물로 세척합니다. 약물은 가능한 한 액체 형태로 투여하며, 정제를 사용해야 하는 경우 완전히 분쇄하고 물에 잘 녹인 후 투여합니다. 여러 약물을 투여할 때는 각각의 약물을 투여하기 전에 물로 세척하여 약물 간 상호 작용으로 인한 침전을 예방합니다.

위루관 삽입 부위 주변으로 위 내용물이나 영양액이 새어 나오는 것은 비교적 흔한 문제입니다. 소량의 누액은 괜찮지만 지속적이거나 양이 많은 누액은 이상 신호일 수 있습니다. 누액의 원인으로는 위루공 크기와 위루관 크기의 불일치, 위루관의 부적절한 위치, 복압 증가, 위 배출 지연 등이 있습니다.

누액이 발생하면 먼저 외부 고정판의 위치를 확인합니다. 고정판이 피부에 과도하게 밀착되어 있으면 느슨하게 조정하고, 너무 느슨하면 적절히 조여 줍니다. 위루관이 너무 안쪽으로 들어가 있거나 바깥쪽으로 빠져 있지 않은지도 확인합니다. 풍선형 위루관의 경우 풍선의 용량을 확인하고 필요시 조정합니다. 누액이 있는 피부는 위 내용물의 산성과 소화 효소로 인해 쉽게 손상됩니다. 따라서 삽입부 주변 피부를 깨끗하고 건조하게 유지하는 것이 중요합니다. 삽입부를 비누와 물로 부드럽게 세척하고 완전히 건조시킨 후 크림이나 피부 보호 필름을 바를 수 있습니다. 거즈를 사용하는 경우 자주 교체하여 습기가 축적되지 않도록 합니다.

삽입부 감염은 발적, 부종, 압통, 농성 분비물, 발열 등의 증상으로 나타납니다. 경미한 감염은 삽입부 세척과 국소 항생제 연고로 치료할 수 있으나 심한 감염 또는 전신 증상이 동반되면 의료기관을 방문하여 전신 항생제 치료를 받아야 합니다. 감염 예방을 위해서는 삽입부를 매일 세척하고, 청결한 환경을 유지하며, 영양 공급 시 무균적 술기를 지키는 것이 중요합니다.

영양 공급 관련 합병증

위루관을 통한 **영양 공급 중 구토나 역류**는 심각한 합병증입니다. 특히 의식이 저하되어 있거나 기침 반사가 약한 환자는 역류된 내용물이 기도로 흡인되어 흡인성 폐렴을 일으킬 수 있습니다. 구토와 역류의 원인으로는 영양액 주입 속도가 너무 빠르거나 영양액의 온도가 너무 차가운 경우, 위 배출 지연, 위루관의 위치 이상, 장폐색 등이 있습니다.

구토나 역류가 발생하면 즉시 영양 공급을 중단하고, 상체를 높인 자세나 옆으로 눕힌 자세로 환자의 몸을 움직여 흡인을 예방합니다. 구강 내 잔류물을 제거하고 필요시 흡인기를 사용하여 기도를 청결하게 유지합니다. 환자의 의식 수준, 호흡 양상, 산소포화도를 확인하고 흡인이 의심되면 즉시 의료기관에 연락합니다.

구토나 역류를 예방하기 위해서는 영양 공급 시 환자의 상체를 30~45도로 높이고, 영양 공급 후에도 최소 30분에서 1시간 동안 이 자세를 유지합니다. 영양액은 실온으로 준비하고, 주입 속도를 천천히 시작하여 점차 높입니다. 연속 주입보다는 간헐적 주입이 생리적이며 역류를 줄일 수 있습니다. 위 잔류량을 정기적으로 확인하는 것도 중요합니다. 영양 공급 전에 위 내용물을 흡인하여 잔류량을 측정하고, 일반적으로 200mL 이상의 잔류량이 있으면 영양 공급을 지연시키거나 속도를 줄입니다. 반복적으로 높은 위 잔류량이 확인되면 위 배출 지연을 의심하고 의료진과 상의해야 합니다.

설사와 변비 또한 위루관을 통한 영양 공급 환자에게 흔히 발생합니다. 설사의 원인으로는 영양액 주입 속도가 너무 빠르거나 영양액의 삼투압이 너무 높은 경우, 유당 불내증, 감염, 약물 부작용 등이 있습니다. 특히 항생제 사용 후 발생하는 설사는 클로스트리디움 디피실 감염을 의심해야 합니다. 먼저 설사의 빈도, 양, 성상을 확인한 뒤 탈수 징후인 피부 긴장도 감소, 점막 건조, 소변량 감소 등을 평가합니다. 설사가 심하면 일시적으로 영양 공급을 중단하거나 속도를 줄이고, 수분과 전해질을 보충합니다. 영양액의 농도를 희석하거나 섬유질이 포함된 영양액으로 변경하는 것도 도움이 될 수 있습니다.

변비는 부동, 수분 섭취 부족, 섬유질 부족, 약물 부작용 등으로 발생합니다. 장기간 변비가 지속되면 분변 매복, 장폐색, 복부 팽만 등의 합병증이 발생할 수 있습니다. 변비 예방을 위해서는 충분한 수분 공급이 중요하며, 일반적으로 하루 30-40mL/kg의 수분이 필요합니다. 섬유질이 포함된 영양액을 사용하거나 의사의 처방하에 변 완화제나 대변 연화제를 사용할 수 있습니다. 가능하다면 환자의 활동량을 늘리고, 복부 마사지를 시행하는 것도 도움이 됩니다. 3일 이상 배변이 없거나 복부 팽만, 통증, 구토가 동반되면 의료기관을 방문해야 합니다.

흡인성 폐렴은 위루관 사용 환자에게 발생할 수 있는 심각한 합병증입니다. 위 내용물이나 영양액이 식도를 통해 역류하여 기도로 흡인되면 폐렴이 발생할 수 있습니다. 특히 의식이 저하되어 있거나 연하 장애가 있는 경우, 기침 반사가 약한 고령 환자에게 위험이 높습니다.

흡인성 폐렴의 증상으로는 발열, 기침, 가래 증가, 호흡곤란, 산소포화도 저하, 빈호흡 등이 있습니다. 또한 폐 청진 시 수포음이나 천명음이 들릴 수 있습니다. 그러나 고령 환자의 경우 전형적인 증상 없이 의식 저하, 기력 감소, 식욕 부진 등의 비전형적 증상으로 나타날 수 있습니다.

영양 공급 중이나 직후에 갑자기 기침, 질식감, 청색증이 나타나면 급성 흡인을 의심해야 합니다. 즉시 영양 공급을 중단하고 환자를 옆으로 눕힌 뒤 구강 내 내용물을 제거합니다. 필요시 흡인기를 사용하여 기도를 청결하게 유지하고 산소를 투여하며, 즉시 응급 의료 서비스에 연락합니다.

흡인성 폐렴을 예방하기 위해서는 영양 공급 시 적절한 체위를 유지하는 것이 가장 중요합니다. 상체를 30~45도로 높인 상태에서 영양을 공급하고, 공급 후에도 최소 30분 이상 이 자세를 유지합니다. 또한 영양 공급 속도를 적절히 조절하고 위 잔류량을 정기적으로 확인합니다. 구강 위생을 철저히 유지하여 구강 내 세균이 폐로 전파하는 것을 최소화하는 것도 중요합니다.

삽입부 합병증

위루관 삽입 부위의 발적, 부종, 통증은 감염이나 기계적 자극을 나타내는 중요한 징후입니다. 위루관 주변에 약간의 발적은 있을 수 있으나 발적의 범위가 2cm를 초과하거나 점차 확대되는 경우, 부종이 심해지는 경우, 압통이 있는 경우는 문제가 될 수 있습니다.

먼저 발적의 범위와 정도, 부종의 유무, 압통의 정도, 열감, 분비물의 양과 성상, 악취 유무 등을 체계적으로 확인합니다. 분비물이 투명하고 장액성이면 경미한 자극일 수 있으나 농성이고 악취가 나면 감염일 가능성이 높습니다. 환자의 발열, 백혈구 증가 등 전신 증상도 함께 평가합니다.

경미한 발적과 자극이 있는 경우에는 삽입부를 부드럽게 세척합니다. 비누와 물 또는 생리식염수로 삽입부 주변을 원을 그리며 바깥쪽으로 닦아 낸 뒤 완전히 건조시키고 거즈를 대거나 개방 상태로 둘 수 있습니다. 외부 고정판의 위치를 확인하고 필요시 조정합니다. 고정판이 피부에 밀착되어 있으면 압력으로 인해 발적과 부종이 악화될 수 있습니다. 이 경우 국소 항생제 연고를 바르는 것이 도움이 될 수 있으나 지속적으로 사용하면 내성균이 발생할 수 있으므로 주의가 필요합니다.

발적과 부종이 48시간 이내에 호전되지 않거나 악화되는 경우, 농성 분비물이 나오거나 발열과 전신 증상이 동반되는 경우에는 의료기관을 방문하여 전신 항생제 치료를 받아야 합니다. 예방을 위해서는 매일 삽입부를 점검하고 세척하여 청결하고 건조한 상태를 유지해야 합니다. 위루관을 매일 360도 회전시켜 한 부위에 지속적인 압력이 가해지지 않도록 하고, 외부 고정판과 피부 사이에 적절한 공간을 유지합니다.

복막염은 위루관 사용과 관련하여 발생할 수 있는 가장 심각한 합병증입니다. 위루관이 위벽에서 이탈하여 영양액이나 위 내용물이 복강 내로 누출되거나 위루 부위의 감염이 복막으로 확산되면 복막염이 발생할 수 있습니다. 특히 위루 설치 후 초기 몇 주 동안은 위루공이 완전히 성숙되지 않아 위험이 높습니다.

복막염의 증상으로는 심한 복통, 복부 강직board-like rigidity, 반동 압통, 발열, 빈맥, 저혈압, 구역과 구토, 복부 팽만 등이 있습니다. 이 경우 환자는 복부를 움직이거나 만지는 것을 싫어하며, 다리를 구부린 자세로 움직임을 최소화하려 합니다. 고령 환자는 전형적인 증상이 뚜렷하지 않고 의식 저하, 기력 감소, 저체온 등으로 나타날 수 있습니다.

복막염이 의심되면 즉시 영양 공급을 중단하고 경구 섭취도 금지합니다. 환자를 안정시키고 편안한 자세를 취하게 하며 활력징후를 자주 확인합니다. 그리고 즉시 응급 의료 서비스에 연락하여 병원으로 이송해야 합니다. 복막염은 패혈증과 패혈성 쇼크로 빠르게 진행할 수 있는 응급상황이므로 신속한 진단과 치료가 필수적입니다.

복막염을 예방하기 위해서는 위루관의 위치를 정기적으로 확인하고, 삽입부 주변에 누액이나 발적이 있는지 관찰합니다. 영양 공급 전에 위루관이 위 내에 제대로 위치하고 있는지 확인하며, 의심스러운 경우 영양 공급을 중단하고 의료진에게 문의합니다. 위루관 교체나 조작 시에는 무균적 술기를 엄격히 준수해야 합니다.

비위관/비공장관 관련 응급상황

위루관이 장기간 경구 영양 공급이 불가능한 환자에게 필요한 것이라면 비위관/비공장관은 비교적 짧은 기간 동안 사용하는 영양 공급 방법입니다. 비위관/비공장관은 코를 통해 삽입하여 위 또는 공장(속이 비어 있는 창자)까지 도달시키는 관으로, 입으로 음식을 섭취하기 어렵거나 일시적으로 금식이 필요한 환자에게 사용합니다. 위루관처럼 안쪽에서 풍선으로 고정시키는 대신 코에 테이프를 붙여 고정하므로 환자가 움직이거나 관을 만지는 과정에서 쉽게 빠질 수 있어서 더욱 세심한 관리가 필요합니다.

비위관 문제

비위관L-tube은 코를 통해 삽입되어 인후부를 지나가므로 환자에게 상당한 불편감을 줍니다. 이로 인해 인지 기능이 저하된 환자나 섬망 상태의 환자에게서 자가 제거가 흔하게 발생합니다. 환자는 관의 이물감, 인후부 자극, 코 불편감 등으로 인해 무의식적으로 또는 의도적으로 관을 빼내려 할 수 있습니다. 비위관 자가 제거 시에는 먼저 환자의 코와 인후부에 손상이 있는지 확인합니다. 비출혈이 있는지, 인후부에 통증이나 출혈이 있는지 살펴야 합니다. 비위관을 급격히 제거하면 비강이나 인후부 점막에 열상이나 출혈이 발생할 수 있으며, 드물게 식도 천공이 발생할 수도 있습니다. 그다음 비위관의 재삽입 필요성을 평가합니다. 환자의 영양 공급이나 약물 투여에 비위관이 필수적인지, 환자의 연하 기능이 회복되어 경구 섭취가 가능한지 고려합니다. 재삽입이 필요하다면 가능한 한 빨리 시행하는 것이 좋으나 비강이나 인후부에 손상이 있는 경우에는 24시간 정도 기다린 후 삽입하는 것이 안전합니다.

비위관 자가 제거를 예방하기 위해서는 코와 뺨에 테이프로 관을 단단히 고정하고, 고정 테이프를 정기적으로 교체합니다. 환자에게 비위관의 필요성을 반복적으로 설명하고, 관으로 인한 불편감을 최소화하기 위해 인후부 스프레이를 제공하거나 입안을 자주 헹구게 합니다. 필요시 억제대 사용을 고려할 수 있으나 최소한으로 사용하고 정기적으로 확인해야 합니다.

비위관의 위치 이탈은 심각한 합병증을 일으킬 수 있는 응급상황입니다. 관이 의도한 위치인 위나 소장 대신 기도나 폐로 잘못 삽입되면 영양액이나 약물이 기도로 주입되어 흡인성 폐렴이나 호흡 부전을 초래할 수 있습니다. 환자의 움직임이나 구토로 인해 삽입 후에도 관이 식도로 빠져나올 수 있습니다. 위치 이탈을 의심할 수 있는 징후로는 환자의 갑작스러운 기침이나 호흡곤란, 청색증, 목소리 변화, 비위관 삽입 길이의 변화, 비위관 주변 표시의 위치 변화 등이 있습니다. 영양 공급 중 환자가 기침을 하거나 질식감을 호소하면 즉시 공급을 중단하고 관의 위치를 확인해야 합니다.

비위관의 위치를 확인하는 방법으로는 여러 가지가 있습니다. 가장 정확한 방법은 흉부 방사선 검사이지만 가정에서는 불가능합니다. 또 다른 방법은 청진법으로, 비위관을 통해 10-30mL의 공기를 빠르게 주입하면서 동시에 상복부에 청진기를 대고 공기가 들어가는 소리를 듣는 것입니다. 그러나 이 방법은 완전히 신뢰할 수 없으며, 관이 식도나 소장에 있어도 소리가 들릴 수 있으므로 다른 방법과 함께 사용해야 합니다. 비위관의 위치가 의심스러우면 영양 공급이나 약물 투여를 중단하고, 의료기관에 연락하여 방사선 검사를 통해 정확한 위치를 확인해야 합니다. 특히 삽입 직후나 환자가 심하게 구토한 후 관의 고정이 느슨해진 경우에는 반드시 위치를 재확인해야 합니다.

비위관의 막힘은 위루관 막힘과 마찬가지로 영양 공급과 약물 투여를 방해하는 흔한 문제입니다. 비위관은 직경이 작아 위루관보다 더 쉽게 막힐 수 있습니다. 영양액의 침전물, 약물 잔여물, 부적절한 세척, 위 내용물의 역류 등이 원인이 됩니다. 관 막힘이 발생하면 먼저 따뜻한 물을 부드럽게 주입하여 막힌 물질을 녹이거나 밀어내려 시도합니다. 60mL 주사기를 사용하여 과도한 압력을 피하고, 밀고 당기는 동작을 반복하여 막힌 부분을 제거할 수 있습니다.

다만 비위관은 재질이 부드럽고 얇아서 과도한 압력을 가하면 쉽게 손상될 수 있으므로 주의가 필요합니다. 여러 방법으로도 해결되지 않으면 제거 후 새로운 관으로 교체하는 것이 가장 안전합니다. 비위관은 위루관에 비해 교체가 비교적 간단하므로 막힘이 심한 경우 무리하게 뚫기보다는 교체하는 것이 권장됩니다.

비위관 막힘을 예방하기 위해서는 영양 공급 전후와 약물 투여 전후에 30mL 이상의 물로 철저히 세척합니다. 약물은 가능한 한 액체 형태로 투여하고, 정제는 완전히 분쇄하여 물에 잘 녹인 후 투여합니다. 점도가 높은 영양액을 사용하는 경우 더 자주 세척하고, 장시간 영양 공급을 중단할 때는 관을 물로 세척한 후 클램프로 잠가 둡니다.

합병증

비위관 삽입이나 유치 중 비출혈은 비교적 흔하게 발생할 수 있습니다. 비강 점막은 혈관이 풍부하고 얇아서 쉽게 손상되며, 특히 고령 환자나 항응고제를 복용하는 환자는 출혈 위험이 높습니다. 비출혈의 원인으로는 관 삽입 시 점막 손상, 관과 비강 점막의 지속적인 마찰, 비강 점막의 건조, 코를 자주 만지거나 비비는 행동 등이 있습니다.

경미한 비출혈이 발생하면 환자를 앉은 자세로 유지하고 고개를 약간 앞으로 숙이게 한 뒤 코의 무른 부분을 5~10분간 지속적으로 압박하여 지혈합니다. 코 주변에 얼음찜질을 하는 것도 도움이 될 수 있습니다. 출혈이 멈추면 비강을 부드럽게 세척하고, 생리식염수 스프레이나 습윤 젤을 사용하여 점막을 촉촉하게 유지합니다.

비출혈이 20분 이상 지속되거나 양이 많거나 자주 재발하면 의료기관을 방문해야 합니다. 특히 항응고제를 복용하는 환자의 조절되지 않는 비출혈은 응급상황일 수 있습니다. 의료기관에서는 출혈 부위를 직접 소작하거나 비강 팩킹을 시행하여 지혈할 수 있습니다.

비출혈을 예방하기 위해서는 비강을 건조하지 않게 유지하는 것이 중요합니다. 생리식염수 스프레이를 자주 사용하고 실내 습도를 적절히 유지합니다. 또한 비위관의 고정을 확인하여 관이 비강 내에서 과도하게 움직이지 않도록 하고, 환자가 코를 만지거나 비비지 않도록 교육합니다.

비위관은 인후부와 식도를 자극하여 구역과 구토를 유발할 수 있습니다. 특히 삽입 초기나 관의 직경이 클 때 흔하게 나타납니다. 구역과 구토는 환자에게 불편감을 주고 영양 공급을 방해하며, 심한 경우 흡인의 위험을 높입니다. 구역과 구토가 발생하면 즉시 영양 공급을 중단하고, 환자의 상체를 일으켜 높인 자세에서 심호흡을 하도록 격려하고 입을 헹구어 불편감을 줄입니다. 구토가 계속되면 구강 내 내용물을 제거하고 기도를 청결하게 유지합니다.

비위관으로 인한 구역과 구토를 줄이기 위해서는 가능한 한 직경이 가는 관을 사용하고, 삽입 시 충분한 윤활제를 사용합니다. 영양 공급 속도는 천천히 시작하여 점차 높이고, 영양액의 온도는 실온으로 맞춥니다. 영양 공급을 하고 30분간은 환자의 상체를 높인 자세로 유지하는 것이 좋습니다. 반복적인 구역과 구토가 있으면 의사의 처방하에 항구토제를 사용할 수 있습니다. 만약 구토가 지속되고 원인이 명확하지 않으면 장폐색이나 다른 소화기 질환을 배제하기 위해 의료기관을 방문해야 합니다.

비위관을 통한 영양 공급 시 흡인은 가장 심각한 합병증입니다. 비위관이 있으면 하부 식도 괄약근의 기능이 약화되어 위 내용물이 식도로 역류하기 쉽고, 관이 후두부를 통과하면서 기침 반사와 연하 기능이 저하될 수 있습니다. 또한 관의 위치가 이탈하면 영양액이 직접 기도로 주입될 수 있습니다.

흡인의 위험 요인으로는 의식 저하, 연하 장애, 구역 반사 저하, 누운 자세로 영양 공급, 빠른 주입 속도, 높은 위 잔류량 등이 있습니다. 고령 환자는 이러한 위험 요인을 여럿 가지고 있는 경우가 많아 흡인 위험이 높습니다.

흡인을 예방하기 위해서는 영양 공급 전에 반드시 비위관의 위치를 확인하고 위 잔류량을 측정해야 합니다. 영양 공급 시 환자의 상체를 30~45도 정도로 높이고, 영양 공급 후에도 최소 30분에서 1시간 동안이 자세를 유지합니다. 영양 공급 속도를 적절히 조절해야 하고, 연속 주입보다는 간헐적 주입을 고려합니다.

급성 흡인이 발생하면 즉시 영양 공급을 중단하고 환자를 옆으로 눕혀 추가 흡인을 방지합니다. 구강 내 내용물을 제거하고 필요시 흡인기를 사용합니다. 산소포화도와 호흡 양상을 모니터링하면서 호흡곤란이 있거나 산소포화도가 저하되면 즉시 응급 의료 서비스에 연락합니다. 흡인 후 24~48시간 동안은 흡인성 폐렴 발생 여부를 주의 깊게 관찰해야 합니다.

응급상황 시 초기 대응 원칙

재가 환자를 돌보는 보호자가 어려워하는 것 중 하나가 언제 119에 연락해야 하는지 판단하는 일입니다. 응급실을 너무 자주 방문하면 의료 자원의 낭비와 환자의 부담이 있을 수 있지만, 필요한 시점을 놓치면 환자의 생명이 위험할 수 있습니다.

즉시 119에 연락해야 하는 응급상황

- 호흡곤란이나 심한 호흡 장애
- 의식 소실이나 의식 수준의 급격한 변화
- 흉통이나 심한 복통

- 조절되지 않는 출혈
- 경련 발작
- 심한 알레르기 반응(얼굴 부종, 호흡곤란)
- 패혈증 의심 증상(고열, 오한, 저혈압, 의식 변화)
- 회복되지 않는 산소포화도 저하(90% 이하)
- 인공호흡기 미작동 및 수동 환기로도 환자 상태가 개선되지 않음

신속한 의료기관 방문 권장 상황(자가용 또는 택시 이동)

- 지속적인 발열(38.5도 이상, 해열제에 반응하지 않음)
- 심한 구토나 설사로 탈수가 우려되는 경우
- 의료기기 탈관으로 재삽입이 필요한 경우
- 삽입 부위의 심한 감염 징후
- 조절되지 않는 통증

그 외에 경미한 발열, 경미한 비출혈이나 삽입 부위 출혈, 소화불량이나 변비, 경미한 피부 문제 등은 24~48시간 동안 가정에서 증상의 변화를 관찰해 보다가 호전되지 않으면 외래 진료를 받습니다. 판단이 어려운 경우에는 주치의나 24시간 상담 전화에 연락하여 조언을 구합니다. 이때 '환자가 평소 상태와 다르다'는 보호자의 직관은 중요한 판단 근거가 될 수 있습니다.

응급처치 기본 원칙

응급상황 발생 시 보호자가 알아야 할 기본 원칙은 다음과 같습니다.

첫째, 침착함을 유지합니다. 당황하면 상황을 악화시킬 수 있으므로 심호흡을 하고 차분하게 상황을 평가합니다.

둘째, 환자의 안전을 최우선으로 합니다. 추가 손상을 방지하기 위해 환자를 안전한 위치로 이동시키거나 위험한 물건을 제거합니다.

셋째, ABC 접근법을 사용해 체계적으로 평가합니다. A(Airway, 기도): 기도가 개방되어 있는지 확인하고, B(Breathing, 호흡): 호흡이 적절한지 확인하고, C(Circulation, 순환): 맥박과 혈압이 유지되는지 확인합니다.

넷째, 활력징후를 측정합니다. 체온, 심박수, 호흡수, 혈압, 산소포화도를 가능한 한 측정하고 기록합니다.

다섯째, 적절한 응급처치를 시행합니다. 출혈이 있으면 직접 압박으로 지혈하고, 호흡곤란이 있으면 상체를 높이고 산소를 투여하며, 의식이 저하되면 기도를 확보하고 측와위로 눕힙니다. 의료기기 문제가 있으면 앞서 설명한 각 기기별 대처법을 따릅니다.

여섯째, 도움을 요청합니다. 119 또는 의료기관에 연락하여 상황을 설명하고 지시를 따릅니다. 상담원의 질문에 명확하게 답변할 수 있도록 환자의 상태와 활력징후를 파악해 둡니다.

일곱째, 시행한 처치와 환자 상태의 변화를 기록합니다. 이는 의료진에게 중요한 정보가 됩니다.

훈련받지 않은 처치를 시도하지 않음, 의료기기를 함부로 조작하지 않음, 환자를 혼자 두고 자리를 오래 비우지 않음, 환자에게 아무것도 먹이거나 마시게 하지 않음(특히 의식이 저하된 경우) 등 하지 말아야 할 것을 기억하는 일도 매우 중요합니다.

병원 이송 전 준비사항

병원으로 이송하기 전에 다음 사항을 준비하면 응급실에서 신속하고 효과적인 치료를 받을 수 있습니다.

첫째, 환자의 의료 정보를 준비합니다. 환자의 신원 정보, 진단명, 사용 중인 의료기기 목록, 현재 복용 중인 약물 목록(용량 포함), 알레르기 정보, 최근 검사 결과, 주치의 연락처 등을 포함한 의료 요약서를 준비합니다. 이러한 정보는 미리 파일로 정리해 두어 응급상황 시 빠르게 챙길 수 있도록 합니다.

둘째, 의료기기 관련 물품을 챙깁니다. 인공호흡기 사용 환자는 앰부백, 산소통, 흡인기, 예비 기관절개관, 기관절개관 사이즈 정보를 가져갑니다. 위루관이나 비위관 사용 환자는 영양액, 주사기, 예비 관을 준비합니다. 도뇨관 사용 환자는 배액주머니와 예비 도뇨관을 챙깁니다. 각 의료기기의 사용 설명서나 설정 정보도 도움이 됩니다.

셋째, 필수 약물을 챙깁니다. 환자가 정기적으로 복용하는 모든 약물을 가져갑니다. 특히 항경련제, 혈압약, 당뇨약, 진통제 등 중단할 수 없는 약물은 반드시 포함합니다. 필요시 투여할 수 있는 응급 약물(해열제, 기관지 확장제, 에피네프린 자가주사기 등)도 챙깁니다.

넷째, 환자의 편의용품을 준비합니다. 안경, 보청기, 의치 등 환자의 일상 보조 기구, 편안한 옷과 담요, 기저귀나 패드, 간단한 세면도구 등을 가져갑니다. 병원에서 장시간 대기하거나 입원할 가능성에 대비합니다.

다섯째, 보험 관련 서류를 챙깁니다. 건강보험증, 의료급여증, 장애인 복지카드, 민간보험 증서 등을 준비합니다.

이송 중에는 환자의 상태를 지속적으로 모니터링합니다. 활력징후의 변화, 의식 수준, 호흡 상태, 통증 정도 등을 관찰하고 기록하는 것이 좋습니다.

구급차를 이용하는 경우 구급대원에게 환자의 상태와 보호자가 시행한 응급처치, 의료기기 사용 현황을 명확히 전달합니다. 자가용으로 이송하는 경우 가능하면 두 명 이상이 동행하여 한 명은 운전을 하고 다른 한 명은 환자를 돌볼 수 있도록 합니다. 이송 중 환자의 기도를 확보하고, 필요시 산소를 공급하며, 의료기기가 제대로 작동하는지 확인합니다.

예방 및 일상 관리

의료기기의 정기적인 점검은 응급상황을 예방하는 가장 효과적인 방법입니다. 각 기기별로 일일, 주간, 월간 점검 항목을 정하고 체계적으로 실행해야 합니다.

인공호흡기의 경우 매일 점검할 항목은 전원 연결 상태와 배터리 충전 상태, 회로 연결 상태와 누수 여부, 가습기 물 수위와 온도, 알람 기능 작동 여부, 기관절개관 주변 상태 등입니다. 주간 점검에는 회로와 필터 교체, 외부 청소, 예비 장비 작동 확인 등이 포함됩니다. 월간 점검은 전문 기사가 방문하여 기계 전체를 점검하고 필요한 부품을 교체합니다.

위루관과 비위관의 경우 매일 삽입 부위 피부 상태, 관의 위치와 고정 상태, 관의 개통성, 외부 고정판 위치(위루관), 풍선 용량(해당되는 경우) 등을 확인합니다. 주간 점검에는 관 주변 청소와 소독, 고정 테이프 교체, 영양 공급 장비 점검 등이 포함됩니다. 도뇨관의 경우 매일 삽입 부위 상태, 도뇨관 개통성과 소변 배출, 배액주머니 양과 소변 성상, 도뇨관 고정 상태 등을 확인합니다. 주간 점검에는 배액 시스템 전체 청소, 고정 장치 교체 등이 포함됩니다.

점검 시 발견된 문제나 이상 징후는 즉시 기록하고, 필요시 의료진이나 기기 공급 업체에 연락합니다. 작은 문제도 방치하면 큰 문제로 발전할 수 있으므로 조기에 해결하는 것이 중요합니다.

흡인 카테터는 가능하면 일회용을 사용하며, 재사용하는 경우 사용 즉시 물로 헹구고 소독액에 담갔다가 멸균수로 헹군 후 건조시켜 보관합니다.

위루관과 비위관 주변 피부는 매일 비누와 물로 부드럽게 세척하고 완전히 건조시킵니다. 관 자체는 외부만 닦아 내며, 내부는 영양 공급 전후에 물로 세척합니다. 영양 공급 용기와 주입 세트는 사용 후 매번 세척하며, 재사용 가능한 제품은 24시간마다 교체합니다.

도뇨관 주변은 매일 2회 이상 비누와 물로 세척하며, 요도 입구에서 바깥쪽으로 닦아 냅니다. 배액주머니는 정기적으로 세척하거나 교체하며, 배액구가 오염되지 않도록 주의합니다. 소독이 필요한 경우 의료진의 지시에 따라 적절한 소독제를 사용합니다. 알코올, 과산화수소, 클로르헥시딘 등이 흔히 사용되나 일부 재질은 특정 소독제에 손상될 수 있으므로 제조사의 지침을 확인합니다. 세척과 소독 후에는 반드시 완전히 건조시킨 후 사용하거나 보관합니다. 습한 환경은 세균과 곰팡이의 성장을 촉진하므로 통풍이 잘되는 곳에서 자연 건조하거나 깨끗한 타월로 물기를 제거합니다.

기관절개관은 일반적으로 1~3개월마다 교체하며, 환자의 상태와 관의 재질에 따라 달라집니다. 실리콘 재질은 플라스틱 재질보다 오래 사용할 수 있습니다. 교체 시기가 되지 않아도 관이 막히거나 손상되거나 삽입 부위에 문제가 있으면 즉시 교체해야 합니다.

위루관은 종류에 따라 교체 주기가 다릅니다. 풍선형 위루관은 일반적으로 3~6개월마다 교체하며, 버튼형은 6~12개월마다 교체합니다. 외과적으로 설치된 위루관은 더 오래 유지될 수 있습니다. 관이 막히거나 풍선이 터지거나 삽입 부위에 문제가 있으면 조기에 교체합니다.

비위관은 단기 사용을 위해 설계되었으며, 일반적으로 4~6주마다 교체합니다. 실리콘이나 폴리우레탄 재질은 PVC 재질보다 오래 사용할 수 있습니다. 관이 막히거나 위치가 이탈하거나 코나 인후부에 자극이 심하면 즉시 교체하고, 가능하면 반대편 콧구멍으로 삽입합니다.

도뇨관은 재질에 따라 교체 주기가 다릅니다. 라텍스 도뇨관은 2~4주, 실리콘 도뇨관은 4~12주, 은 코팅 도뇨관은 12주까지 사용할 수 있습니다. 그러나 감염, 막힘, 출혈 등의 문제가 있으면 즉시 교체해야 합니다.

인공호흡기 회로와 필터는 제조사의 권장 사항에 따라 교체하며, 일반적으로 회로는 주 1회, 필터는 매일 또는 더 자주 교체합니다. 가습기 물은 매일 교체하고, 용기는 주 1~2회 세척합니다.

소모품의 교체 일정은 달력이나 일지에 기록하여 놓치지 않도록 관리합니다. 예비 소모품을 항상 준비해 두어 교체 시기에 즉시 사용할 수 있도록 재고를 정기적으로 확인하고, 유효기한도 주의 깊게 관리합니다.

의료기기나 소모품에 문제가 발견되면 즉시 사용을 중단하고, 제조사나 공급 업체에 연락하여 교체나 수리를 요청합니다. 결함이 있는 제품을 계속 사용하면 환자의 안전을 위협할 수 있습니다.

Chapter 12

3줄 요약

1 재가 의료기기 관련 응급상황 시 환자의 상태부터 확인한 다음 기계를 점검합니다.

2 산소포화도 90% 미만, 심한 호흡곤란, 의식 저하, 대량 출혈, 경련, 심한 흉복통 등의 위험 증상이 보이면 지체하지 않고 119에 신고합니다.

3 일상생활에서 일일, 주간, 월별 점검 항목을 정해 두고 때마다 체크하여 문제 상황에 대한 예방과 대비를 습관화합니다.

체크 포인트

✚ 환자의 ABC(기도-호흡-순환) 확인 후 DOPE(기관절개관 위치 이상-기도폐쇄-기흉-장비 고장) 점검하기

✚ 평소 관 상태를 세심히 체크하고 예비 세트 상시 구비해 두기

✚ 재가 의료기기 사용 시 위험 신호에 대해 인지하기

Part 3

예방과 일상 준비

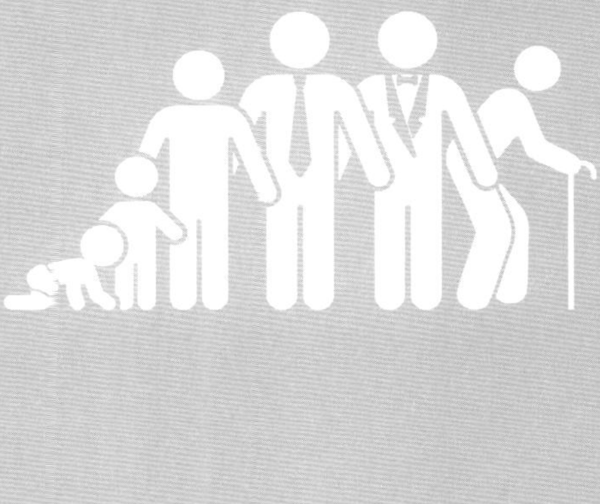

Chapter 13

응급상황 예방하기

건강 관리의 기본

상황 23

81세 황 할머니는 최근 들어 건강에 대한 걱정이 많아졌습니다. 혈압약과 당뇨약을 복용하고 있는데 '이 약을 언제까지 먹어야 하나', '다른 병원에서 받은 약과 함께 먹어도 되나' 하는 궁금증이 생깁니다. 또한 '무릎이 아픈데 운동을 해도 될까', '어떤 음식을 먹어야 건강에 좋을까', '검진은 얼마나 자주 받아야 하나' 같은 질문들이 끊이지 않습니다. 가족들도 할머니의 건강을 위해 무엇을 챙겨야 할지 막막하기만 합니다. 인터넷에는 정보가 너무 많아서 무엇이 할머니에게 맞는 건강 관리법인지 판단하기 어렵습니다.

김 할머니 가족은 할머니가 갑자기 쓰러지셨을 때 극도로 당황했습니다. 119에 신고는 했지만 어떤 약을 드시는지, 언제부터 아프셨는지, 과거에 어떤 병력이 있는지 등의 질문에 제대로 답할 수 없었습니다. 응급실에서도 건강보험증을 찾느라 시간을 허비했고, 결국 치료가 늦어질 뻔했습니다. 그 후 가족들은 응급상황에 대비해 모든 정보를 정리해 두고 정기적으로 업데이트하기로 했습니다.

평소에 충분한 운동과 수면, 풍부한 영양 섭취, 그리고 철저한 기저질환 관리를 한다면 응급상황을 예방할 수 있습니다. 그럼에도 불구하고 응급상황은 예고 없이 찾아옵니다. 특히 고령자의 경우 건강 상태가 급격히 변할 수 있으므로 빠른 대응이 생명과 예후를 좌우합니다. 미리 준비해 둔 체크리스트와 응급용품, 정리된 정보들은 혼란스러운 상황에서 귀중한 시간을 절약하고 적절한 대응을 가능하게 합니다.

많은 사람들이 응급상황이 발생한 후에야 '미리 준비해 둘걸' 하고 후회합니다. 평소 건강 관리에 힘쓰는 동시에 응급상황 발생 시 어떻게 대처해야 할지에 대한 준비가 이루어져야 합니다. 그렇지 못하면 중요한 서류를 찾느라 시간을 허비하거나 의료진에게 정확한 정보를 전달하지 못하는 경우가 발생할 수 있습니다.

고령자 건강 관리

응급실에서 근무하다 보면 고령의 환자를 자주 마주합니다. 어쩔 수 없는 응급상황인 경우도 있지만, 사전에 조금만 더 신경 썼다면 충분히 피할 수 있는 문제로 오는 환자를 보게 되면 무척 안타깝습니다. 퇴원하는 시점에 전하는 짧은 설명만으로는 건강 관리의 중요성을 강조하는 데 턱없이 부족함을 느꼈습니다.

고령자의 건강 관리는 젊은 사람과 근본적으로 다른 접근이 필요합니다. 젊을 때는 질병을 완전히 치료하고 예방하는 것이 목표였다면, 고령기에는 기존 질병과 함께 살면서도 최대한 좋은 삶의 질을 유지하는 것이 더 중요합니다.

나이가 들면서 여러 질병이 동시에 생기는 것은 자연스러운 현상입니다. 중요한 것은 그 질병들을 잘 관리하여 일상생활에 지장을 주지 않도록 하는 것입니다. 완벽한 건강을 추구하기보다는 현실적이고 달성 가능한 목표를 세우는 것이 바람직합니다.

또한 개인차가 매우 큽니다. 같은 나이라도 건강 상태, 생활 환경, 가족력이 모두 다르므로 자신에게 맞는 맞춤형 건강 관리 계획이 필요합니다. 다른 사람에게 좋다고 해서 무조건 따라 하기보다는 의료진과 상의하여 자신만의 건강 관리법을 찾아야 합니다.

예방의 개념도 달라집니다. 젊을 때는 질병 자체의 발생을 예방하는 것이 목표였다면, 고령기에는 합병증을 예방하고 질병의 진행을 늦

추는 것이 더 현실적인 목표입니다

고령자 스스로 모든 것을 관리하고 준비하는 것은 현실적으로 어렵습니다. 앞으로 다룰 영양 관리, 운동과 신체 활동, 수면 관리, 그리고 정서 활동에 대해서 고령자가 아무리 신경 쓰려고 해도 어디서부터 어떻게 챙겨야 할지 막막할 수 있습니다. 최신 의학 정보가 넘쳐 난다고 하더라도 스마트폰과 인터넷 활용이 힘든 고령자에게는 접근성이 떨어집니다. 따라서 보호자가 평소 고령자에 대해 잘 파악하여 함께 건강을 챙기고, 응급상황에서 어떻게 대처할 것인지에 대해서도 실질적인 방법을 함께 모색하는 것이 중요합니다.

응급상황 발생 시 필요할 수 있는 과거력(과거에 앓았던 질병이나 상해의 종류, 유전이나 선천병의 유무 등의 정보), 약물 복용 정보, 중요 서류들을 보호자도 고령자와는 별도로 보관해 두는 것이 좋습니다.

구체적인 건강 관리 사항

❶ 영양 관리와 식생활

고령자의 영양 관리는 단순히 건강한 음식을 먹는 것 이상의 의미를 갖습니다. 병원에서 처방받은 약을 잘 먹고, 운동을 열심히 해도 영양 관리가 제대로 되지 않으면 건강을 유지할 수 없습니다. 나이가 들면서 입맛이 변하고, 씹거나 삼키기가 어려워지며, 소화 기능이 떨어지므로 이런 변화를 고려한 식단 관리가 필요합니다.

특히 단백질 섭취가 중요합니다. 근육량을 유지하기 위해서는 체중 1kg당 1.2~1.5g의 단백질이 필요합니다. 고기, 생선, 달걀, 콩류, 유제품을 골고루 섭취하되 씹기 어렵다면 다져서 조리하거나 부드러운 식품을 선택해야 합니다.

수분 섭취는 의식해서 챙겨야 합니다. 고령자는 갈증을 잘 느끼지 못하고 신장 기능이 떨어져 탈수가 되기 쉽습니다. 하루 6~8잔의 물을 마시되 심장이나 신장 질환이 있다면 의사와 상의하여 적절한 수분량을 정해야 합니다.

칼슘과 비타민 D 섭취도 신경 써야 합니다. 골다공증 예방을 위해 유제품, 멸치, 두부 등을 꾸준히 섭취하고, 햇볕을 적당히 쬐거나 비타민 D 보충제를 고려할 수 있습니다.

섬유질이 풍부한 음식도 중요합니다. 변비를 예방하고 혈당 조절에 도움이 되므로 채소, 과일, 통곡물을 충분히 섭취해야 합니다. 다만 너무 거친 섬유질은 소화에 부담을 줄 수 있으므로 적절히 조리해서 먹는 것이 좋습니다.

나트륨 섭취는 제한해야 합니다. 고혈압이나 심장질환이 있는 고령자는 하루 나트륨 섭취량을 2g 이하로 제한하는 것이 좋습니다. 가공식품보다는 신선한 재료로 요리하고, 소금 대신 향신료나 허브를 활용하면 맛있게 저염식을 즐길 수 있습니다.

❷ 운동과 신체 활동

고령자에게 운동은 선택이 아닌 필수입니다. 병원에서 흔히 쓰이는 '임상허약척도'라는 유용한 임상 지표가 있습니다. 9가지 범주를 통해 고령자의 허약지수를 평가하면 다양한 예후를 예측할 수 있다는 개념입니다. 다음 지표에서 본인이 어느 범주에 해당하는지 객관적으로 판단해 보길 추천합니다.

정도	상태	
1 **매우 건강**	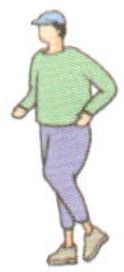	강건하고 활동적이며, 활기차고 의욕적입니다. 보통 규칙적으로 운동하며, 동년배 중 가장 건강한 편에 속합니다.
2 **건강**	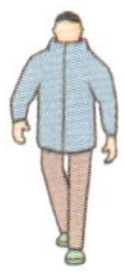	기저질환은 없지만 매우 건강한 상태는 아닙니다. 가끔(예컨대 특정 계절 한정) 운동을 하거나 활동적인 일을 합니다.
3 **건강 관리 양호**	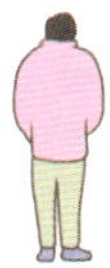	의학적 문제가 있으나 잘 관리되는 상태입니다. 일상적인 활동(걷기 등) 이상의 다른 격렬한 활동은 하지 않습니다.
4 **취약**	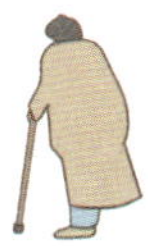	일상생활에 타인의 도움이 필요하지는 않지만 질병에 의한 증상으로 인해 종종 활동이 제한됩니다. 흔히 움직임이 느려지거나 낮이 피곤함을 느낍니다.

<table>
<tr><td>5
경증
허약</td><td>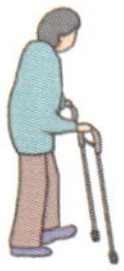</td><td>행동 둔화의 양상을 보이며, 높은 단계의 일상생활(돈 관리, 교통수단 이용, 약 복용 등) 수행에는 도움이 필요합니다. 점차 혼자 장 보고 외출하기, 식사 준비와 집안일 등이 어려워집니다.</td></tr>
<tr><td>6
중등도
허약</td><td>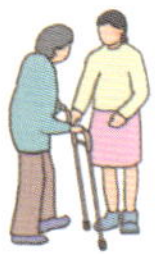</td><td>모든 외부 활동과 집안일에 도움이 필요합니다. 실내에서는 일반적으로 계단을 오르거나 목욕을 하는 데 어려움이 있고, 씻고 옷을 갈아입을 때에도 도움이 필요할 수 있습니다.</td></tr>
<tr><td>7
중증
허약</td><td>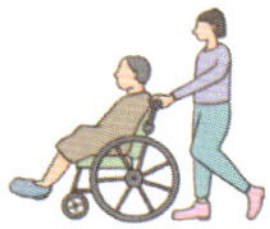</td><td>신체적 혹은 인지적 이유로 개인 위생(목욕, 양치, 세수)까지 완전히 타인에게 의존합니다. 그렇지만 안정적인 상태로, 곧(6개월 이내) 사망할 위험성은 높지 않습니다.</td></tr>
<tr><td>8
초고도
허약</td><td>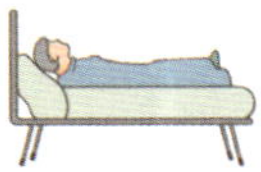</td><td>일상생활이 완전히 의존적이며 임종기로 접어드는 상태입니다. 경미한 질병도 회복하기 어렵습니다.</td></tr>
<tr><td>9
말기</td><td>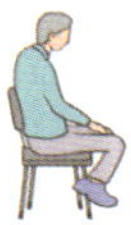</td><td>임종이 얼마 남지 않은 상태로, 기대 여명이 6개월 미만입니다.</td></tr>
</table>

임상허약척도

시간이 지나면서 지표가 점점 떨어지지는 않는지에 대한 주의도 기울여야 할 것입니다. 적절한 운동은 근력을 유지하고, 균형감각을 개선하며, 만성질환을 관리하고, 정신 건강에도 도움이 됩니다. 하지만 무리한 운동은 오히려 해가 될 수 있으므로 자신의 상태에 맞는 운동을 선택해야 합니다. 운동의 중요성은 아무리 강조해도 부족하지만, 여기서는 간단한 개념만 살피고자 합니다.

첫 번째 유형으로 유산소 운동이 있습니다. 유산소 운동은 심폐기능 향상과 체중 관리에 도움이 됩니다. 안전하고 효과적인 유산소 운동으로 걷기가 있으며, 하루 30분씩 주 5일 이상 걷는 것이 좋습니다. 처음에는 10~15분부터 시작해서 점차 늘려 가야 합니다. 걷기에 제한이 없다면 간단한 조깅도 추천하며, 무릎이나 발목 등의 관절이 불편하여 걷기와 뛰기가 부담된다면 수영이나 실내·실외 자전거를 활용해도 좋습니다.

두 번째는 근력 운동입니다. 나이가 들면서 매년 근육량이 1~2%씩 감소하므로 이를 막기 위해 저항 운동이 필요합니다. 반드시 무거운 기구를 사용할 필요는 없고, 밴드나 자신의 체중을 이용한 운동으로도 충분합니다. 잘못된 자세로 운동을 하면 부상의 위험이 있으므로 올바른 자세를 익히고 조금씩 무게를 늘리는 것이 중요합니다. 기립근을 포함한 코어 운동과 하체, 상체의 운동을 골고루 해서 몸의 균형을 잡아야 낙상의 위험을 줄일 수 있습니다.

마지막으로 균형 운동과 유연성 운동도 중요합니다. 한 발로 서기,

발뒤꿈치로 걷기, 혹은 발가락으로 걷기 같은 운동이 균형감각 향상에 도움이 됩니다. 처음에는 벽이나 의자를 잡고 하다가 점차 혼자 할 수 있도록 연습해야 합니다. 유연성 운동은 관절 가동 범위를 유지하는 데 중요합니다. 스트레칭이나 요가를 통해 몸의 유연성을 유지하면서 다른 유산소 운동과 근력 운동을 해야 부상을 줄이고 몸의 피로를 회복할 수 있습니다.

운동 전후에는 반드시 준비운동과 정리운동을 해야 하고, 운동 중 가슴 통증, 호흡곤란, 어지럼증이 있으면 즉시 중단하고 의사와 상의해야 합니다.

❸ 수면 관리

대다수 고령자가 수면 장애를 단순히 잠 못 이루는 것이라고 여기며 대수롭지 않게 생각합니다. 나이가 들면 깊은 잠인 서파 수면이 줄어들면서 수면 시간이 짧아지고 수면 효율이 저하되며, 생체 리듬이 앞당겨져 일찍 잠들고 일찍 깨는 패턴을 보이게 됩니다. 줄어든 밤잠을 보상하기 위해서 낮잠이 증가하기도 합니다.

하지만 수면 장애가 심해져 30분 이상 잠들지 못하거나 밤에 너무 자주 깨는 일이 오랫동안 지속되면 단순한 피로 누적을 넘어서는 심각한 일상 장애가 발생하게 됩니다. 수면은 우리 몸 전체의 휴식과 회복의 시간이기 때문에, 이 시간이 줄어드는 것 자체가 건강에 큰 적신호일 수 있음을 명심해야 합니다. 아직 다 밝혀지지 않았지만 만성 수면 부족은 어지러움과 집중력 저하를 불러일으켜 낙상 사고를 유발하기도 하고, 심혈관 질환의 발생 위험을 높일 수 있으며, 뇌의 독성 물질 축적으로 알츠하이머병의 발생을 증가시킨다는 보고가 있습니다. 그뿐 아니라 수면 부족은 면역력 저하를 유발해 여러 감염병에 취약하게 만들 수 있으며, 신경전달물질의 균형을 깨뜨려 우울증과 불안장애를 악화시킬 수 있습니다.

수면 장애가 발생하면 수면 환경 개선을 위해 적극적으로 노력해야 합니다. 침실 온도를 18~22도로 맞추고 소음을 차단하는 것이 좋으며 적절한 조명을 사용하여 저녁에는 어둡게, 아침에는 밝은 빛에 노출되도록 해야 합니다. 매일 같은 시간에 잠자리에 들고 일어나는 규칙적인 수면 시간을 지키고, 오후 2시 이후에는 차와 커피 같은 카페인 음료 섭취를 제한하는 것이 수면에 도움이 됩니다. 또한 저녁 식사 후 산책과 같은 가벼운 운동을 하는 것도 수면의 질을 높이는 데 좋은 방법입니다.

이러한 노력에도 불구하고 2주 이상 지속되는 심한 불면증, 하루 종일 지속되는 극심한 피로, 수면 중 숨이 멈추는 증상, 수면제가 필요한 정도의 수면 장애가 있다면 지체하지 말고 병원을 방문하여 상담을 받아야 합니다.

수면 장애는 단순한 노화 현상이 아닌 치료 가능한 질환이며, 수면 부족은 낙상과 심혈관 응급상황의 주요 위험 요인 중 하나임을 명심해야 합니다.

❹ 정서 관리

고령자의 불안감과 우울감은 단순한 기분 변화가 아니라 신체 건강과 밀접하게 연관되어 있으며, 심각한 응급상황을 불러올 수 있는 중요한 건강 지표입니다.

고령자의 기분 장애가 젊은 사람의 우울 증상보다 더 심각한 영향을 미치는 이유는 진단도 어렵고 근본적인 치료도 어렵기 때문입니다. 우울증의 대표 증상인 슬픔이나 절망감보다는 만성 피로, 두통, 소화불량, 수면 장애 등의 비전형적 증상으로 표현되는 경우가 많으며, 기억력 저하나 집중력 감소로 나타나는 경우 인지 기능 장애나 치매로 오인하기도 합니다.

만성 불안과 우울증은 그 자체만으로도 심각한 질환을 불러일으킬 수 있습니다. 혈압을 올리고, 심박수를 증가시켜 심근경색이나 뇌졸중의 위험을 크게 높이고, 위산 분비 증가와 장운동 저하를 유발해 소화기계에도 악영향을 미칩니다. 또한 스트레스 호르몬의 지속적인 증가는 면역력 저하로 이어져 감염에 대한 저항성이 떨어지고 상처 치유를 더디게 하며 백신의 효과도 감소시킵니다.

더 큰 문제는 이러한 기분 장애가 삶의 의욕 자체를 떨어뜨린다는 점입니다. 그에 따라 자신의 만성질환에 대한 관리가 소홀해지고 사회적인 활동을 피하면서 사회적 고립과 외로움으로 이어질 수 있습니다. 이 악순환의 결과로 극단적인 자살의 위험성이 크게 증가하기도 하며, 실제로 65세 이상 고령자의 자살률이 다른 연령대에 비해 현저히 높습니다.

기분 관리를 위해서는 규칙적인 생활 패턴을 유지하는 것이 가장 중요합니다. 충분한 수면과 균형 잡힌 영양 섭취로 뇌의 신경전달물질 균형을 유지해야 합니다. 고령자가 적절하고 꾸준한 신체 활동과 사회적 유대감을 지속할 수 있도록 보호자도 신경 써야 합니다. 그럼에도 우울감, 흥미 상실, 식욕 저하, 수면 장애 등이 2주 이상 지속될 경우 병원에 내원하여 도움을 받을 것을 권합니다.

우울증이나 불안 장애는 치료 가능한 질환임을 인식하고, 적극적으로 관리하고 치료하는 것이 건강한 노년을 위한 필수 조건입니다. 고령자와 보호자 모두가 정신 건강의 중요성을 인식하고 함께 노력해야 합니다.

약물 관리와 건강검진의 중요성

❶ 약물 관리

고령자는 평균 5~6가지 이상의 약물을 복용하는 경우가 많으므로 약물 관리가 건강 관리의 핵심이 됩니다. 여러 병원에서 처방받은 약들을 함께 복용할 때는 상호 작용에 주의해야 합니다. 같은 성분의 약이 중복되거나, 서로 효과를 상쇄시키거나, 부작용을 높일 수 있습니다. 약학적 지식이 충분하지 않은 고령자와 보호자가 이를 정확하게 알기는 힘들기 때문에 의사나 약사에게 자주 물어보는 것이 중요합니다.

그러기 위해서는 약물 목록을 정확히 관리하는 것이 첫 번째 단계입니다. 현재 복용 중인 모든 약물의 이름, 용량, 복용 방법, 처방 병원을 적은 목록을 만들어 항상 휴대해야 합니다. 여기에는 처방약뿐만 아니라 건강기능식품, 한약, 일반의약품도 모두 포함되어야 합니다.

약물 보관에도 신경 씁니다. 대부분의 약은 서늘하고 건조한 곳에 보관해야 하며, 욕실이나 주방처럼 습도가 높은 곳은 피해야 합니다. 또한 본래의 용기에 보관하여 약물 정보를 확인할 수 있도록 합니다.

부작용이 의심될 때는 즉시 의료진과 상의해야 합니다. 고령자는 약물 부작용에 더 민감하므로 새로운 증상이 나타나면 약물과의 관련성을 확인해야 합니다. 임의로 약을 중단하거나 용량을 조절하면 위험할 수 있습니다.

❷ 정기 검진과 건강 모니터링

고령자는 정기적인 건강검진을 통해 질병을 조기에 발견하고 관리하는 것이 중요합니다. 모든 검사를 다 받을 필요는 없고, 개인의 위험요인과 기대 수명을 고려하여 필요한 검사를 선별적으로 받는 것이 바람직합니다.

기본적인 건강 지표는 정기적으로 확인해야 합니다. 혈압, 혈당, 콜레스테롤, 체중은 만성질환 관리의 기본이므로 정기적으로 측정하고 기록합니다. 가정에서 혈압계나 혈당계를 사용하여 자가 모니터링을 하는 것도 도움이 됩니다.

암 검진은 개인의 상황에 따라 결정해야 합니다. 일반적으로 위암, 대장암, 유방암, 자궁경부암 검진은 권장되지만 기대 수명이 10년 미만이거나 다른 심각한 질병이 있다면 검진의 필요성을 재고해야 합니다.

예방접종의 경우 독감 백신은 매년 접종하고 폐렴구균 백신, 대상포진 백신은 의사와 상의하여 접종을 고려합니다. 최근에는 COVID-19 백신도 정기적으로 접종하는 것이 권장됩니다.

치과 검진도 잊지 말아야 합니다. 구강 건강은 전신 건강과 밀접한 관련이 있으므로 6개월마다 치과 검진을 받고 치주질환을 예방해야 합니다.

안과 검진을 통해 백내장, 녹내장, 황반변성 등을 조기에 발견하는 것도 중요합니다. 시력 저하는 낙상 위험을 높이고 삶의 질을 크게 떨어뜨릴 수 있습니다.

❸ 디지털 도구의 활용

다양한 디지털 도구를 활용해서 응급상황에 효과적으로 대비할 수 있습니다. 스마트폰 앱, 클라우드 저장, 웨어러블 기기 등을 적절히 활용하면 전통적인 방법보다 더 체계적인 관리가 가능합니다.

먼저 의료정보 관리 앱을 활용해서 약물 정보, 병력, 검사 결과 등을 체계적으로 관리할 수 있습니다. 이런 앱들은 여러 사람이 공유할 수 있어서 가족 모두가 최신 정보에 접근할 수 있다는 장점이 있습니다. 또한 의료진도 QR코드나 링크를 통해 즉시 정보에 접근할 수 있습니다.

응급연락 앱이나 기능을 설정해서 위급 시 원터치로 여러 명에게 동시에 연락할 수 있도록 준비합니다. GPS 기능을 활용하면 정확한 위치도 함께 전송할 수 있어 더욱 효과적입니다.

웨어러블 기기를 활용하면 평상시 건강 상태를 모니터링하고 비정상적인 변화를 조기에 감지할 수 있습니다. 심박수, 혈압, 활동량, 수면 패턴 등을 지속적으로 관찰해서 응급상황을 예방하는 데 도움이 됩니다.

클라우드 저장 서비스를 활용하면 중요한 의료정보와 서류를 안전하게 백업하고 어디서든 접근할 수 있습니다. 병원에서 갑자기 과거 검사 결과가 필요할 때도 즉시 제공할 수 있어 편리합니다.

❹ 정신 건강과 사회적 관계

고령자는 신체 기능 저하, 배우자나 친구의 사망, 사회적 역할 상실 등의 이유로 우울증이나 불안감을 경험하기 쉽습니다. 이때 우울증의 초기 신호를 인식하는 것이 중요합니다. 슬픔, 흥미 상실, 식욕 변화, 수면 장애, 피로감, 집중력 저하 등이 2주 이상 지속되면 전문가의 도움을 받아야 합니다.

사회적 활동을 유지하는 것이 정신 건강에 도움이 됩니다. 가족, 친구들과의 관계를 유지하고 지역사회 활동이나 취미 활동에 참여할 것을 권합니다. 종교 활동, 자원봉사, 평생교육 등도 좋은 선택입니다.

인지 기능 유지를 위한 노력도 필요합니다. 독서, 퍼즐, 새로운 기술 배우기 등의 정신적 활동을 통해 뇌를 자극하면 인지 기능 저하를 늦출 수 있습니다.

고령자는 수면 패턴이 변하여 밤에 자주 깨거나 아침에 일찍 깨는 경우가 많은데, 충분한 수면을 위해 낮잠을 줄이고 규칙적인 수면 습관을 유지하는 것이 좋습니다.

그 외 준비해야 할 것들

평소 응급상황을 대비하지 않은 상태에서 갑작스레 직면하게 되면 의외로 준비해야 할 것이 많아 당황할 수 있습니다. 법적, 행정적 절차에 필요한 서류들이 대표적이며, 보호자와 주변인의 연락처 정보도 필요합니다. 특히 사전에 법적, 행정적 절차에 대한 당사자의 의사결정을 명확히 해 두지 않으면 고령자 본인이 의식이 없는 상황에서 의료진과 보호자 간 소통이 곤란해지는 경우가 많습니다.

법적, 행정적 준비사항

응급상황에서는 의료적 대응뿐만 아니라 다양한 법적, 행정적 절차도 필요합니다. 미리 준비해 두면 응급상황에서 더욱 원활하게 대응할 수 있습니다.

고령자는 의료진술서나 사전의료지시서를 작성해서 응급상황에서의 치료 방향을 미리 정해 둘 수 있습니다. 연명치료에 대한 본인의 의사, 특정 치료법에 대한 선호도, 의료진과의 상담에서 고려해야 할 종교적, 문화적 배경 등을 문서로 남겨 둡니다.

가족의 의료적 결정 권한에 대해서도 명확히 해 둡니다. 환자가 의식이나 판단 능력이 없을 때 누가 의료적 결정을 내릴 것인지, 가족 간 의견이 다를 때는 어떻게 조율할 것인지를 미리 정해 둡니다.

응급상황 대비와 안전 관리

고령자는 응급상황에 대비한 준비가 필요합니다. 긴급 연락처 목록을 작성하여 잘 보이는 곳에 붙여 두고 휴대폰에도 저장해 두어야 합니다. 가족, 주치의, 119, 가까운 병원의 연락처가 포함되어야 합니다.

약물 정보와 질병력을 정리한 카드를 만들어서 지갑에 넣어 두는 것도 좋습니다. 의식을 잃었을 때 응급실에서 빠른 치료를 받는 데 도움이 됩니다. 평소에 처방전을 사진으로 찍어 두는 것도 좋은 방법입니다.

정기적인 안전 점검도 중요합니다. 집 안의 위험 요소를 제거하고,

화재 경보기와 일산화탄소 경보기를 설치하며, 비상용품을 준비해 두어야 합니다. 구급상자에 기본적인 소독 약품과 상처에 붙이는 용품을 구비해 둡니다.

의료진과의 원활한 소통을 위해서는 평소 궁금한 점들을 메모해 두고, 진료 시 적극적으로 질문하는 것이 좋습니다. 또한 가족이나 다른 보호자와 건강 정보를 공유하여 응급상황에 대비하는 것이 좋습니다.

건강 관리는 하루아침에 이루어지는 것이 아닙니다. 꾸준하고 지속적인 노력을 통해 건강한 노후를 만들어 갈 수 있습니다.

Chapter 13

3줄 요약

1 고령자의 건강 관리는 완치보다 삶의 질 유지와 합병증 예방에 중점을 두며, 개인별 맞춤형 계획과 현실적인 목표 설정이 필요합니다.

2 약물 관리와 정기 검진, 영양 섭취와 꾸준한 운동 등 일상생활에서의 신체적 정신적 건강 관리가 핵심이며, 다약제 복용과 영양 불균형, 근력 저하, 우울증 등에 특히 세심한 주의가 요구됩니다.

3 응급상황에 대비한 환자 정보 카드, 연락망, 가정 내 안전 점검이 필수적이며, 꾸준하고 지속적인 관리가 건강한 노후를 위한 기본적인 원칙입니다.

체크 포인트

- 모든 건강의 시작은 잘 먹고 잘 자는 일상에서 시작되므로 평소 습관과 생활 환경을 개선하기
- 자신의 신체와 상황에 맞는 운동을 게을리하지 않기
- 응급상황에 필요한 준비물은 아프기 전에 미리 챙겨 두기

✎ 복용 약물 정보와 질병력을 포함한 환자 정보를 작성해 보세요.

복용 약물

질병력

기타 주의사항

Chapter 14

가족과 간병인을 위한 조언

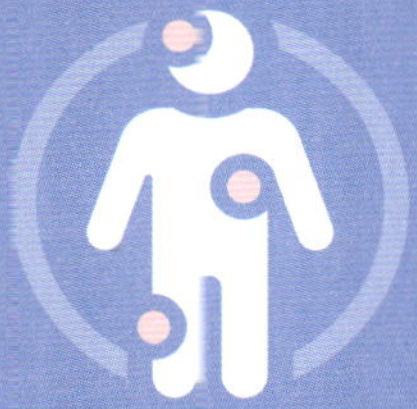

가족과 간병인을 위한 심리적 준비와 대응

상황 24

52세 이씨는 최근 78세 아버지가 치매 진단을 받으면서 주 보호자가 되었습니다. 평생 가족을 책임지셨던 든든한 아버지가 점점 기억을 잃어 가는 모습을 보며 마음이 무너져 내립니다. 어떤 날은 아버지를 향한 연민과 사랑으로 가슴이 아프고, 어떤 날은 끝없는 돌봄에 지쳐 짜증이 나기도 합니다. '내가 나쁜 자식인가' 하는 죄책감과 '언제까지 이래야 하나' 하는 절망감이 교차합니다. 직장과 가정, 그리고 아버지 돌봄 사이에서 균형을 잃고 있는 자신을 발견하자 막막한 기분이 밀려옵니다. 주변에서는 효자라고 칭찬하지만 정작 본인은 몸과 마음이 한계에 다다르고 있음을 느낍니다.

오랜 시간 보호자 입장에서 환자의 치료와 돌봄에만 집중하다 보면 어느새 자신의 몸과 마음도 망가져 가고 있음을 느끼게 됩니다. 하지만 환자 앞에서 차마 힘들다고 표현하지 못한 채 스스로를 돌보지 못하는 경우가 많습니다. 그러나 돌봄 당사자의 정신적 육체적 문제를 빠르게 인지하고 적극적으로 대처하는 것은 매우 중요합니다.

가족과 간병인이 경험하는 문제

❶ 감정의 복잡성

고령자를 돌보는 가족이나 간병인이 경험하는 감정은 꽤 복잡합니다. 단순한 일상 돌봄을 넘어 환자의 신체적 정서적 건강 유지, 응급상황 대응, 인지 장애 관리 등을 폭넓게 담당하기 때문입니다. 사랑하는 사람을 돌본다는 보람과 신체적·정신적 부담으로 인한 스트레스가 공존합니다. 이런 상반된 감정들이 동시에 나타나는 것은 지극히 정상적인 반응이며, 자신을 비난할 필요가 전혀 없습니다.

죄책감은 보호자가 흔히 경험하는 감정 중 하나입니다. '더 잘해 드릴걸', '아무리 지쳐도 화를 내서는 안 되는 건데' 같은 생각들이 끊임없이 마음을 괴롭힙니다. 하지만 완벽한 돌봄이란 존재하지 않으며, 최선을 다하고 있는 자신을 인정하는 것이 중요합니다.

분노와 짜증도 자연스러운 감정입니다. 같은 질문을 수십 번 반복하거나 돌봄에 협조하지 않는 상황에서 화가 나는 것은 지극히 인간적인 반응입니다. 이런 감정을 느끼는 자신을 나쁜 사람이라고 생각할 필요는 없습니다.

슬픔과 상실감도 깊이 경험하게 됩니다. 예전의 건강했던 모습과 현재의 무기력한 모습 사이의 괴리감으로 인해 마치 사랑하는 사람을 조금씩 잃어 가는 듯한 느낌을 받을 수 있습니다. 이는 일종의 애도 과정으로, 보호자에게는 충분히 슬퍼할 시간과 공간이 필요합니다.

❷ 역할 변화에 대한 적응

부모-자녀 관계에서 돌봄의 방향이 바뀌는 것은 심리적으로 큰 변화를 요구합니다. 평생 자신을 보호해 준 부모님을 이제 자신이 돌봐야 하는 상황에서 역할 전환에 따른 혼란과 부담을 느끼는 것은 당연합니다. 역할 전환을 받아들이는 과정에는 시간이 필요합니다. 하루아침에 완벽한 보호자가 될 수는 없으며, 필연적으로 시행착오를 겪으면서 점차 익숙해집니다. 처음에는 서툴고 어색하더라도 자신을 너그럽게 바라봐야 합니다.

부모님의 독립성과 존엄성을 유지하면서 적절한 도움을 제공하는 균형점을 찾는 것이 중요한 과제입니다. 과도한 보호는 오히려 부모님의 기능을 떨어뜨릴 수 있고, 너무 적은 도움은 안전을 위협할 수 있습니다. 형제자매 간의 역할 분담과 의견 조율도 필요한 과정입니다. 돌봄의 책임이 한 사람에게만 집중되지 않도록 하고, 각자의 상황과 능력에 맞는 역할을 찾아 분담하는 것이 중요합니다.

❸ 스트레스 관리와 자기 돌봄

보호자의 건강이 무너지면 좋은 돌봄을 제공할 수 없습니다. 따라서 자기 돌봄은 이기적인 행위가 아니라 지속 가능한 돌봄을 위한 필수 요소입니다.

신체적 건강 관리가 기본입니다. 규칙적인 식사, 충분한 수면, 적절한 운동을 통해 체력을 유지해야 합니다. 돌봄에 집중하다 보면 자신의 건강을 소홀히 하기 쉬운데, 이는 장기적으로 더 큰 문제를 야기할 수 있습니다.

정신적 건강도 마찬가지로 중요합니다. 스트레스를 해소할 수 있는 자신만의 방법을 찾아야 합니다. 독서, 음악 감상, 산책, 친구와의 대화 등 작은 여가 활동이라도 규칙적으로 유지하는 것이 도움이 됩니다.

또한 전문적인 도움을 받는 것을 주저하지 말아야 합니다. 상담사나 심리치료사와의 면담을 통해 자신의 감정을 정리하고 대처 방법을 배울 수 있습니다. 돌봄자 모임이나 지원 프로그램에 참여하여 비슷한 경험을 하는 사람들과 정보와 감정을 나누는 것도 큰 도움이 됩니다.

❹ 전문적 도움이 필요한 시기

우울증이나 불안 장애의 증상이 나타난다면 주저하지 말고 전문적인 도움을 받아야 합니다. 슬픔, 절망감, 흥미 상실, 수면 장애, 식욕 변화 등이 2주 이상 지속된다면 전문가와의 상담이 필요합니다.

신체적 증상이 나타나는 경우도 마찬가지입니다. 만성적인 두통, 소화불량, 근육통, 면역력 저하 등은 스트레스의 신체적 증상일 수 있으므로 적절한 치료를 받아야 합니다. 약물, 알코올에 의존하게 되거나 피돌봄자에 대한 폭력적인 감정이나 행동이 나타난다면 즉시 전문가의 개입이 필요합니다.

혼자서 모든 것을 감당하려고 하지 않고 주변의 도움을 받아들이는 것이 무엇보다 중요합니다. 돌봄은 한 사람의 희생이 아니라 사회 전체가 함께 책임져야 할 일이며, 도움을 요청하는 것은 부끄러운 일이 아닙니다.

효과적인 소통 전략과 갈등 관리

❶ 소통 전략

치매나 인지 기능 저하가 있는 고령자와의 소통에는 특별한 기술이 필요합니다. 논리적 설득보다는 감정적 공감이 더 효과적입니다. "그때가 그리우시죠", "힘드시겠어요" 같은 공감의 표현이 대립을 줄이고 협조를 이끌어 낼 수 있습니다.

간단하고 명확한 언어를 사용해야 합니다. 복잡한 설명보다는 단순하고 구체적인 지시가 좋습니다. 한 번에 하나의 요청만 하고, 충분한 시간을 두고 반응을 기다립니다.

비언어적 소통도 중요합니다. 눈 맞춤, 부드러운 목소리, 따뜻한 손길은 언어보다 더 강력한 소통 수단이 될 수 있습니다. 특히 인지 기능이 저하된 경우에는 감정적 기억이 더 오래 남으므로 따뜻하고 안정감 있는 분위기를 만드는 것이 중요합니다.

과거의 좋은 기억을 활용하는 방법도 효과적입니다. 옛날이야기나 친숙한 노래, 사진 등을 통해 긍정적인 감정을 불러올 수 있습니다. 현재의 기억은 잃었어도 오래된 기억은 상대적으로 잘 보존되는 경우가 많기 때문입니다.

❷ 가족 내 갈등 관리

돌봄 과정에서 가족 간의 갈등이 생기는 것은 매우 흔한 일입니다. 돌봄 방법에 대한 의견 차이, 경제적 부담의 분담, 시간과 노력의 불균등한 분배 등으로 인해 갈등이 발생할 수 있습니다.

가족 내 갈등을 해결하기 위해서는 정기적인 가족 회의를 통해 소통의 기회를 만드는 것이 효과적입니다. 각자의 상황과 어려움을 솔직하게 나누고, 현실적인 역할 분담 방안을 논의해야 합니다. 누군가 일방적으로 희생하는 구조는 지속 가능하지 않습니다.

전문가의 도움을 받는 것도 고려해야 합니다. 사회복지사나 가족상담사가 중재하는 가족 상담을 통해 객관적인 관점에서 해결 방안을 찾을 수 있습니다.

무엇보다 서로의 노력을 인정하고 감사를 표현하는 것이 중요합니다. 비난보다는 격려를, 비교보다는 협력을 통해 가족이 함께 어려운 시기를 헤쳐 나갈 수 있습니다.

❸ 전문적 지원 서비스 활용

혼자서 모든 돌봄을 감당하려고 하지 않고 사회적 지원 시스템을 적극적으로 활용해야 합니다. 장기요양보험, 재가 복지 서비스, 주간보호센터, 단기 보호 서비스 등 다양한 제도적 지원이 있습니다.

방문 간병 서비스나 가사도우미 서비스를 이용하여 돌봄의 부담을 더는 방법도 좋습니다. 처음에는 낯선 사람이 집에 오는 것이 부담스러울 수 있지만, 전문적인 도움을 받으면 돌봄의 질이 향상되고 가족의 부담도 줄어듭니다. 보조기구 활용도 도움이 됩니다. 휠체어, 보행기, 침대 난간, 욕실 안전바 등을 사용하면 안전성이 높아지고 돌봄자의 신체적 부담도 줄어듭니다.

또한 의료진과의 정기적인 상담을 통해 전문적인 조언을 받는 것이 중요합니다. 증상 관리, 약물 조정, 진행 과정에 대한 예측 등을 통해 더 효과적인 돌봄 계획을 세울 수 있습니다.

미래에 대한 계획과 준비

돌봄이 필요한 상황이 어떻게 변화할지 미리 계획하고 준비하는 것이 심리적 안정감을 줍니다. 질병의 진행 과정을 이해하고 각 단계에서 필요한 돌봄과 자원을 미리 파악해 두면 급작스러운 변화에도 당황하지 않고 대응할 수 있습니다.

법적 준비도 필요합니다. 의료 결정권, 재산 관리권, 유언 등에 대해 미리 논의하고 준비해 두면 어려운 결정을 내려야 할 때 도움이 됩니다.

경제적 계획도 중요합니다. 장기적으로 필요한 의료비, 돌봄 비용, 시설 입소 비용 등을 미리 계산하고 준비하면 경제적 부담에 대한 불안을 줄일 수 있습니다.

Chapter 14

3줄 요약

1 돌봄의 책임이 있는 보호자는 죄책감, 분노, 슬픔 등의 복잡한 감정과 역할 전환으로 인한 부담, 신체적 정신적 소진을 경험하게 되므로 자기 돌봄이 필수적이며, 필요시 전문적 도움을 요청하여 지속 가능한 돌봄을 이어 가야 합니다.

2 효과적인 돌봄을 위해서는 환자와의 공감 중심의 소통, 가족 간 역할 분담과 갈등 관리, 전문가 및 제도적 지원 서비스 활용이 중요합니다.

3 미래를 대비해 질병의 진행에 따른 돌봄 계획, 법적 경제적 준비를 해야 합니다.

체크 포인트

✚ 돌봄 보호자에게 필요한 도움을 청할 수 있는 사회보장제도나 기관에 대해 알아보고 적극적으로 어려움에 대해 대처하기

부록

응급상황
체크 리스트

이 체크 리스트를 활용하는 법:

1 페이지를 잘라 낸 뒤 냉장고에 붙여 두세요.

2 가족 모두가 위치를 알도록 하세요.

3 정기적으로 연락처를 업데이트하세요.

4 응급상황 연습 시 활용하세요.

5 스마트폰에도 저장해 두세요.

뇌졸중 F.A.S.T 체크 리스트

◆ F (Face - 얼굴)

"웃어 보세요" 또는 "이빨을 보여 주세요"

- [x] 한쪽 얼굴이 처지거나 비대칭인가?
- [ ] 입꼬리가 한쪽으로 기울어져 있는가?
- [ ] 웃을 때 얼굴이 한쪽만 올라가는가?

◆ A (Arms - 팔)

"두 팔을 동시에 위로 올려 보세요"

- [ ] 한쪽 팔을 올릴 수 없는가?
- [ ] 한쪽 팔이 떨어지거나 힘이 없는가?
- [ ] 양쪽 팔의 움직임에 차이가 있는가?

◆ S (Speech - 언어)

"'오늘 날씨가 좋습니다'를 따라 말해 보세요"

- [ ] 말이 어눌하거나 부정확한가?
- [ ] 말을 이해하지 못하는가?
- [ ] 전혀 말을 할 수 없는가?

◆ T (Time - 시간)

위 증상 중 하나라도 있다면 즉시 행동!

- [ ] 증상 시작 시간 확인(매우 중요)
- [ ] 즉시 119 신고
- [ ] "뇌졸중 의심"이라고 명확히 말하기

◆ 추가 확인사항

- [ ] 갑작스러운 극심한 두통
- [ ] 갑작스러운 시야 장애
- [ ] 갑작스러운 어지럼증이나 균형감각 상실
- [ ] 갑작스러운 의식 저하

◆ 절대 하지 말 것

- [ ] 약물(아스피린 등) 함부로 투여하지 않기
- [ ] 물이나 음식 주지 않기(연하 곤란 위험)
- [ ] "조금 더 지켜보자" 하며 시간 지체하지 않기

심근경색 증상 체크 리스트

전형적인 증상

- ☑ 가슴 중앙의 압박감, 조이는 듯한 통증
- ☐ 가슴에서 어깨, 팔, 목, 턱으로 퍼지는 통증
- ☐ 30분 이상 지속되는 흉통
- ☐ 식은땀과 함께 나타나는 가슴 불편감

고령자에게 흔한 비전형적 증상

- ☐ 심한 소화불량 같은 느낌
- ☐ 갑작기 시작된 극심한 피로감
- ☐ 어지러움 또는 실신
- ☐ 갑작스러운 호흡곤란
- ☐ 구역질, 구토
- ☐ 등이나 어깨의 통증
- ☐ 턱이나 목의 불편감

여성 고령자의 특별한 증상

- ☐ 가슴 통증 없이 나타나는 호흡곤란
- ☐ 목, 턱, 어깨, 상복부 불편감
- ☐ 메스꺼움, 구토, 어지러움
- ☐ 등 상부의 압박감

당뇨병 환자의 주의사항

- ☐ 통증을 잘 느끼지 못할 수 있음
- ☐ 갑작스러운 혈당 변화
- ☐ 설명할 수 없는 극심한 피로

즉시 119 신고해야 하는 상황

- ☐ 앞선 증상들 중 2개 이상이 동시에 나타날 때
- ☐ 증상이 15분 이상 지속될 때
- ☐ 평소 경험하지 못한 심한 증상일 때
- ☐ 의식이 흐려지기 시작할 때

응급처치

1 즉시 119 신고

2 환자 케어

- ☐ 반좌위(머리와 상체를 약간 높임) 자세로 조정
- ☐ 옷을 느슨하게 풀어 주기

3 니트로글리세린 있을 경우

- ☐ 처방받은 경우에만 투여
- ☐ 5분 간격으로 최대 3회까지

4 의식 확인하며 대기